AF567557

Myome selbst behandeln und schrumpfen

Das Selbsthilfebuch: Wie Sie die Ursachen der Myome aufdecken und auf natürliche Weise erfolgreich behandeln

Elisabeth Cornelsen

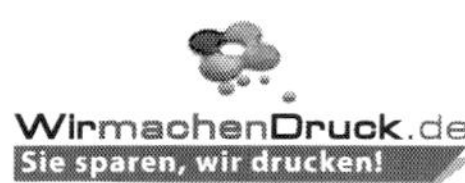

Alle Ratschläge in diesem Buch wurden vom Autor und vom Verlag sorgfältig erwogen und geprüft. Eine Garantie kann dennoch nicht übernommen werden. Eine Haftung des Autors beziehungsweise des Verlags für jegliche Personen-, Sach- und Vermögensschäden ist daher ausgeschlossen.

Email: info@edition-lunerion.de
www.edition-lunerion.de

Psiana eCom UG
Berumer Str. 44
26844 Jemgum

INHALT

Vorwort

Ihr Körper ist Ihr höchstes Gut, daher freue ich mich, Sie zu einem Thema begrüßen zu dürfen, das einen großen Teil der weiblichen Bevölkerung betrifft: die Myome. Zuerst eine gute Nachricht: Mehrheitlich schädigen Myome den Körper nicht nachhaltig. Allerdings sind diese, so faszinierend sie auch sein mögen, ein Störfaktor im Alltag, möglicherweise schmerzhaft und in jedem Fall beunruhigend oder wenigstens lästig. Da wir alle, ob Mann oder Frau, Jung oder Alt, heutzutage mit zahlreichen Querelen beschäftigt sind, sollten wir nicht auch noch dem Stress möglicherweise unnötiger operativer Eingriffe, Medikationen oder sonstigen, vermeidbaren Behandlungen ausgesetzt sein.

Gern nehme ich Sie mit in meinen Erfahrungsschatz, der mitunter die eigenständige Behandlung der weiblichen Herausforderung namens „Myom“ beinhaltet. Nicht nur, dass Sie medizinische Hintergrundinformationen in verständlicher Ausführung erhalten, Sie bekommen ebenfalls die Möglichkeit, Symptome und Beschwerden zu erkennen, zuzuordnen und zu lindern – ohne Angst vor schwerwiegenden Eingriffen. Mein wichtigstes Anliegen ist, dass Sie erfahren, wie Sie auf natürliche und sanfte Weise Ihren Körper zurück in das Gleichgewicht bringen können, das Ihnen ein höchstmögliches Maß an Vitalität und Lebensqualität schenkt.

Einleitung

„Myome sind gutartige Tumore" – klingt paradox. Gutartig heißt leider nur, dass diese sich nicht bösartig vermehren. Myome können unbemerkt bleiben oder Schaden anrichten. Ich möchte Ihnen hier nicht nur erklären, wie weit die Ursachenforschung vorangeschritten ist oder wie Sie Myome bemerken, ich möchte Ihnen auch erklären, wie Sie mit der Diagnose umgehen können. Leider ist es meist so, dass man (in diesem Fall frau) bei seinen Ärzten vor vollendete Tatsachen gestellt wird: „Die Gebärmutter muss raus, anders geht es nicht". Vielleicht sind Sie hier, weil Sie diesen oder einen ähnlichen Satz gehört haben. Gern zeige ich Ihnen, dass eine derartige Aussage in sehr wenigen Fällen zutrifft. Sie haben noch andere Möglichkeiten, unabhängig davon, was Ihr Arzt/Ihre Ärztin sagt.

Lernen Sie in diesem Ratgeber, wie Myome mit Ihrem Lebenswandel zusammenhängen und was Sie ändern können, um eine Verbesserung zu erzielen, die Ihnen vielleicht die endgültige Lösung der Gebärmutter-Entfernung erspart. Erfahren Sie weiterhin, was Sie beachten sollten, wenn Sie Kinderwünsche hegen und Myome haben. Außerdem stelle ich Ihnen einige Notfalltipps vor, die bei Beschwerden durch Myome helfen. Unterleibsschmerzen sollten keine Frau aufhalten, ihren Träumen nachzujagen, eine Familie zu gründen, Karriere zu machen oder was auch immer Sie sich wünschen. Wie Sie sich selbst helfen und mit Myomen leben können, ohne dass diese Sie beeinträchtigen, möchte ich Ihnen zeigen.

Sie werden grundlegende Hinweise zu Nahrungsmitteln erhalten, die Sie bisher vielleicht für harmlos gehalten haben, erfahren, welche Organe mit Ihrer Gebärmutter zusammenarbeiten, und wie Sie diese dabei unterstützen können, Sie zu heilen.

Ich wünsche Ihnen nun viel Spaß und viele Erkenntnisse und Aha-Effekte beim Lesen und hoffe, Sie finden hier Ihre ganz individuelle Reise zur Heilung.

Was sind Myome?

Myome sind veränderte Muskelzellen. Allerdings handelt es sich dabei ausschließlich um gutartige Tumore. Es sind Auswüchse des Gebärmutter-Gewebes, die an verschiedenen Stellen der Gebärmutter auftreten können. Auch in der Größe variieren diese und können zwischen kaum sichtbar bis zu einer Größe von 20 cm Durchmesser anwachsen. In vielen Fällen bleiben die Auswüchse unbemerkt, verursachen jedoch, je nach Lage und Menge, verschiedene Symptome, welche die Lebensqualität der Betroffenen einschränken, Fruchtbarkeit und Schwangerschaften beeinträchtigen und Schmerzen oder Verdauungsbeschwerden verursachen können. Dadurch, dass die Myome auf verschiedene Nerven drücken können, werden die Beschwerden in vielen Fällen nicht auf eine Herausforderung mit der

Gebärmutter zurückgeführt. So kann ein Myom, das beispielsweise auf das Verdauungssystem drückt, mit einem Reizdarm verwechselt werden, wenn es durch den Druck vermehrt zu Verstopfung und infolgedessen zu Bauchschmerzen und Appetitlosigkeit kommt. Aber lassen Sie uns am Anfang beginnen.

DEFINITION UND EINTEILUNG VON MYOMEN

Sofern bei Ihnen Myome festgestellt werden, landet ein Vermerk in Ihrer Krankenakte, der mit D.25 gekennzeichnet ist. Sie leiden dementsprechend an einem Uterus Myomatosus. Leider leidet frau selten nur an einem Myom, da diese oftmals direkt in Gruppen entstehen, wodurch sich die Gebärmutter vergrößern und deformieren kann. Innerhalb der Diagnose werden vier Unterpunkte unterschieden:

1. submuköses Leiomyom
2. intramurales Leiomyom
3. subseröses Leiomyom
4. nicht näher bezeichnetes Leiomyom.

Der Begriff „Myom" ist umgangssprachlich und leitet sich von dem Fachbegriff Leiomyom, genauer Myoma levicellulare, ab. Der Wortteil „myo" ist dem Griechischen entlehnt und bedeutet nichts anderes als „Muskel“, „leio“ ist die Vorsilbe für den Begriff „glatt“. Damit steht die Diagnose Myom für ausschließlich gutartige Veränderungen der glatten Muskulatur. Ein Myom wächst meist annähernd kreisförmig bis oval, ist sehr hell und, wie Muskelmasse, eine verhältnismäßig feste Materie.

Myome können in Form von Rhabdomyomen auch am Herzen aus der dortigen, quer gestreiften Muskulatur entstehen oder an jedem anderen Organ mit glatter Muskulatur. Man unterscheidet die Arten nach reinen Muskulatur-Veränderungen, veränderten Muskelzellen mit Bindegewebseinschlüssen (Fibroleiomyome, aus dem lateinischen „fibra“ abgleitet, was Faser bedeutet) und verändertem Muskelgewebe mit Einschlüssen von Drüsengewebe (Adenomyome, aus dem griechischen ἀδήν [adēn] abgeleitet, was für „Drüse“ steht). Das in diesem Ratgeber behandelte Krankheitsbild beschäftigt sich mit den Tumoren der glatten Uterus-Muskulatur, die etwa 90 % aller Myome ausmachen. Für die Behandlungsmethoden ist der Ort des Myoms jedoch ausschlaggebend für den Erfolg einer Behandlung und die Symptome, die auftreten. Es werden drei Lokalisationen beschrieben, die ich Ihnen nun erläutern möchte:

1. das subseröse/subserosale Myom
2. das submuköse Myom
3. das intramurale Myom.

Das subseröse Myom wächst an der äußeren Muskulatur der Gebärmutter in Richtung der schützenden Haut, auch Serosa genannt, die das Organ umgibt. Die Lage bedingt, dass diese Art leicht negativen Einfluss auf andere Organe nehmen kann. Man stelle sich ein nur 5 cm großes Myom vor, das sich von der Gebärmutter rückwärtig verwächst: Es drückt gegen den Rücken. Wenn Sie bereits ein Kind ausgetragen haben, wissen Sie um die Rückenschmerzen, die schon früh in einer Schwangerschaft auftreten können – auch Myome sorgen auf die gleiche Art für Schmerzen. Drückt das Myom hingegen auf die Harnröhre, kann Wasserlassen ein Problem und schmerzhaft werden. Durch den stetig gestauten Urin kann es vermehrt zu Blasenentzündungen und zu anderen Harnwegsinfektionen kommen. Ihre Regelblutung wird durch ein subseröses Myom nicht beeinflusst, da es sich außerhalb der Gebärmutter befindet. Ist es jedoch derart ungünstig angesiedelt, dass es seitlich der Gebärmutter liegt und bei steigendem Wachstum die Eierstöcke berührt, kann es diese einengen und so verhindern, dass ein befruchtetes Ei sich in der Gebärmutter einnisten kann.

Das submuköse Myom, glücklicherweise nur bei etwa 5 von 100 Patientinnen anzutreffen, bildet sich an der inneren Gebärmutterwand und verursacht dort bereits mit geringem Ausmaß große Beschwerden. Befindet es sich beispielsweise kurz vor dem Eileiter, kann es die Fruchtbarkeit schon früh einschränken, da es verhindert, dass Spermazellen zu dem Ei durchdringen können. Auch kann es eine Deformierung der Gebärmutter verursachen, sodass es entweder in einem frühen Stadium Regelschmerzen, verstärkte und/oder übermäßig lange Monatsblutungen verursachen kann oder auch das Einnisten des befruchteten Eis innerhalb der Gebärmutter erschwert. Auf diese Weise kann es zu Fehlgeburten führen. Die Entfernung dieser Myome führt oftmals zu Komplikationen, wenn es um die Familienplanung geht, denn die Lage innerhalb der Gebärmutter erhöht die Wahrscheinlichkeit auf eine Gewebebeschädigung bei operativer Entfernung, sodass eventuell Fehlgeburten oder Unfruchtbarkeit die Folgen sein können.

Das intramurale Myom befindet sich mitten in der Gebärmutter-Muskulatur und richtet dort kaum Schaden an, solange es klein ist. Wie bei den anderen Arten gilt jedoch, dass bei zunehmendem Wachstum schnell Beschwerden unterschiedlicher Art auftreten können. Dazu gehören in den meisten Fällen verstärkte Regelblutung, Rückenschmerzen und Herausforderungen mit der Blase und Harnröhre, wenn das Myom in die entsprechende Richtung wächst.

Sowohl das subseröse als auch das submuköse Myom

können Stiele ausbilden, die dafür sorgen, dass es sich weiter von der Muskulatur entfernen und somit größeren Raum einnehmen kann. Das subseröse Myom drückt dabei häufig auf andere Organe, das submuköse Myom hingegen kann sich vor den Eileiter setzen oder sogar vor den Muttermund.

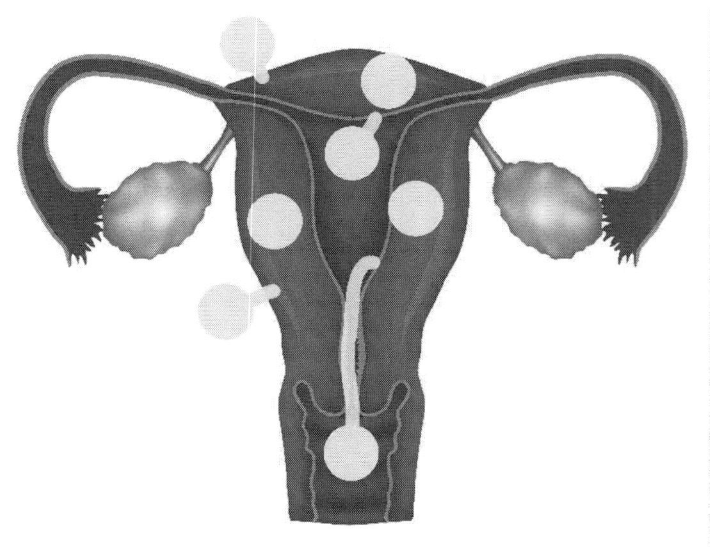

Mögliche Lage der Myome

Verdreht sich der Stiel, wird der Blutzufluss unterbunden und das Myom stirbt ab. Dabei können starke Schmerzen entstehen. Legt sich das Myom jedoch vor den Eileiter, so kann das Ei diesen nicht verlassen und es entstehen Schmerzen bei der Regelblutung, aber auch eine Befruchtung wird deutlich erschwert. Befindet sich das Myom, was sehr selten ist, vor dem Muttermund, entstehen ähnliche Probleme. Allerdings kann dies auch eine natürliche Geburt verhindern: Während der Schwangerschaft wachsen Myome in vielen Fällen, da der Östrogenspiegel der Patienten erhöht ist. Ist der Muttermund nun verschlossen, kann das Kind nicht durch den Geburtskanal und ein Kaiserschnitt wird notwendig. Grundsätzlich kann es zu Schmerzen auch außerhalb des Monatszyklus kommen, wenn die Gebärmutter mittels Muskelkontraktion versucht, den Fremdkörper zu entfernen. Es entstehen krampfartige Schmerzen, da das Myom fest mit der Muskulatur verwachsen ist.

Ob das subseröse oder das intramurale Myom häufiger vertreten ist, ist in den Quellen unterschiedlich dargestellt. Dies ist möglicherweise der Fall, weil sich besonders die subserösen, gestielten Myome gelegentlich als Fehldiagnose herausstellen und in Wahrheit andere Gewebeveränderungen sind, was in seltenen Fällen auch erst während eines operativen Eingriffs festgestellt werden kann. Die Stiele der Myome sind teilweise sehr dünn und bei der radiologischen Untersuchung schwer bis gar nicht zu erkennen, was Ärzte möglicherweise zu einer Verdachtsdiagnose aufgrund von Wahrscheinlichkeiten bringt.

MEDIZINISCHE FAKTEN

Im Leben einer Frau passieren zahlreiche Dinge, die den Monatszyklus beeinflussen. Die Pubertät zieht sich über einige Jahre und es dauert, bis sich der Zyklus eingestellt hat. Wer dann noch zeitweilig unter großem Stress steht, sei es wegen der Liebe, Abschlussprüfungen, der Ausbildung, familiären Tragödien oder gesundheitlichen Beschwerden, kann auch weiterhin mit einem unregelmäßigen Zyklus oder mit einer schwankenden Intensität der Blutungen rechnen. Hinzu kommen die Verhütungsmittel auf hormoneller Basis. Später schwankt der weibliche Hormonhaushalt erst bei und nach Schwangerschaften und anschließend wieder in den Wechseljahren. Da ist es nicht verwunderlich, dass viele Frauen eine ausbleibende Periode abtun, als wäre es „gerade nur etwas zu viel Stress im Büro" oder sich nicht wundern, wenn es einmal etwas mehr ist oder einen Tag länger dauert. Auf der anderen Seite gibt es glücklicherweise auch diejenigen, nach deren Monatszyklus man einen Kalender erstellen könnte, weil er derart regelmäßig ist, dass jede Diskrepanz nahezu zwangsweise auf eine gewichtige Störung hinweisen muss. Zumindest im Fall des ersten Beispiels ist es nicht verwunderlich, dass diverse Myome unentdeckt bleiben und durch Zufall entdeckt werden. Auf der anderen Seite können auch im zweiten Beispiel trotz aller Regelmäßigkeit ein oder mehrere Myome existieren, ebenfalls unbemerkt. Lage, Größe und Art sind hierbei entscheidend und ausschlaggebend für Ausmaß und Art der Beschwerden.

Um diese Beschwerden besser verstehen zu können, schauen wir uns den Aufbau der weiblichen Fortpflanzungsorgane genauer an:

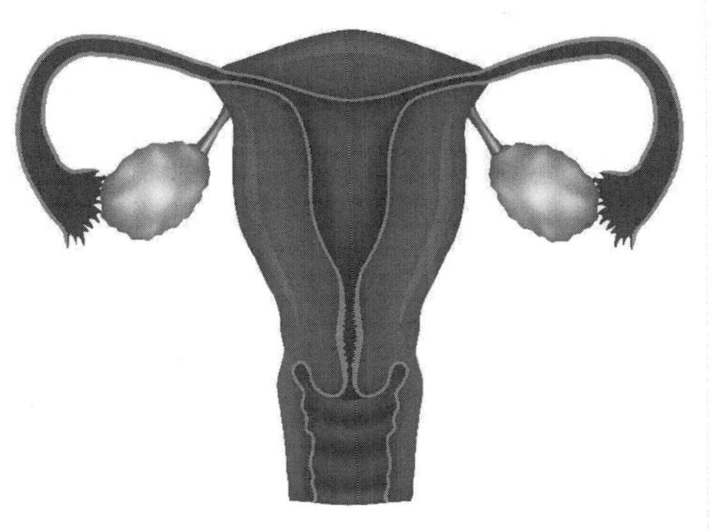

Die inneren Geschlechtsorgane der Frau

Hinter der Scheide befindet sich der Muttermund, der den Übergang zur Gebärmutter in Form des Gebärmutterhalses bildet. Diese ist von starker Muskulatur umschlossen, um den Geburtsvorgang gewährleisten zu können, bei dem mittels Muskelkontraktion das Kind durch den Geburtskanal auf die Welt gebracht wird. Auf beiden Seiten der Gebärmutter gehen bogenförmig die Eileiter ab und diese enden in den Ovarien, den Eierstöcken. Diese wiederum sind mit den Eierstockbändern an der Gebärmutter befestigt und vollenden somit eine Schleife. Diese inneren Organe sind mit weiteren Bändern innerhalb des Bauchraumes befestigt. So wird eine möglichst hohe Flexibilität gewährleistet, die für das Austragen eines Kindes notwendig ist.

Die glatte Muskulatur, von der bereits die Rede war, ist die Art Muskulatur, die nicht aktiv vom Menschen gesteuert werden kann. Im Gegensatz dazu steht die Skelettmuskulatur, die auch bei sportlicher Aktivität trainiert wird und Muskelkater verursacht. Diese ist auch als (quer) gestreifte Muskulatur bekannt. Der Name leitet sich jeweils von dem Bild ab, welches die einzelnen Muskeln unter dem Mikroskop zeigen: In der Skelettmuskulatur lassen sich Streifen, besser als Muskelfasern bekannt, erkennen. Die glatte Muskulatur hingegen zeigt keine derartige Struktur. Die Herzmuskulatur bildet eine Besonderheit im menschlichen Körper: Sie gehört zur gestreiften Muskulatur, ist jedoch nicht willkürlich trainierbar.

Myome bilden sich also ausschließlich in der glatten Muskulatur. Sie entstehen, so weit ist die medizinische Forschung bereits, aus noch unreifen Muskelzellen. Das Wachstum eines Myoms wird durch einen erhöhten Östrogenspiegel begünstigt, womit erklärbar ist, dass diese erst ab der Pubertät auftreten und sich nach der Menopause wieder zurückbilden. Grundsätzlich gelten Myome als benigne, also gutartig, und werden nur dann entfernt, wenn sie besonders groß sind, schnell wachsen oder der Betroffenen Probleme bereiten. Trifft keiner dieser Punkte zu, gilt es, den Auswuchs bei Beschwerdefreiheit dennoch wenigstens alle sechs Monate gynäkologisch untersuchen zu lassen, damit Veränderungen dokumentiert und gegebenenfalls behandelt werden können.

In weniger als einem Prozent der Fälle schlägt das Myom in einen bösartigen Tumor um, genau genommen sind die Statistiken sich einig, dass es sogar weniger als 0,4 % sind. In diesem Fall ist dann keine Hülle mehr um den Auswuchs und das dann uterines Leiomyosarkom genannte Übel verwächst sich mit dem Gewebe der Umgebung. In einem derartigen Zustand ist die Entfernung der Gebärmutter, möglicherweise auch des Gebärmutterhalses und der Eileiter, meist lebensnotwendig.

Durch verschiedene bildgebende Verfahren kann das Myom meist sehr genau untersucht werden. Dabei werden Ultraschall, MRT, Röntgengeräte und CT genutzt. Röntgenstrahlen werden ebenso beim Computertomografen eingesetzt, um ein Bild von unterschiedlichen Zuständen und Dichte-Verhältnissen im Körper zu erhalten. Das CT hat dabei jedoch die Möglichkeit, dreidimensionale Bilder zu erstellen, wohingegen das Röntgenbild nur zweidimensional arbeitet. Die Strahlenbelastung durch Röntgenaufnahmen wird immer wieder erwähnt. Das MRT, der Magnetresonanztomograf, arbeitet ebenfalls mit Bestrahlung, allerdings mit UKW, also mit

Ultrakurzwellen, die Ihnen aus dem Bereich der Radiosender vielleicht noch ein Begriff sind. MRT eignet sich eher für eine Weichteilanalyse als die Röntgenstrahlen-Varianten und ist daher auch ein Teil der Diagnostik bei Myomen. Mithilfe der Ultrakurzwellen wird in einem längeren Zeitraum von bis zu 45 Minuten eine Resonanz innerhalb der Weichteile erzeugt: Die Wellen treffen auf das Gewebe und lösen dort eine Reaktion aus, die, je nach Agilität der Teilchen, auf Bild gebannt und vom Radiologen gedeutet wird. Ultraschall kommt gänzlich ohne Strahlung aus und wird auch wegen der Einfachheit der Anwendung gern und viel genutzt. Der Fachbegriff lautet Sonografie. Vorteilhaft daran ist, dass Bewegungsabläufe als Mitschnitt untersucht werden können, aber auch Veränderungen innerhalb des Gewebes werden schneller deutlich.

Gelegentlich kann es vorkommen, dass bei der Untersuchung benachbarter Organe oder Knochenstrukturen ein Myom auffällt. Falls wegen der anderen Beschwerden eine Operation notwendig sein sollte, werden die Myome dann ebenfalls entfernt.

Nach jeder Behandlung sind üblicherweise Nachsorgetermine notwendig, um den Erfolg der Behandlung zu überprüfen. Auch ist es ratsam, nach der Nachsorge weiterhin regelmäßig auf neue Myome untersuchen zu lassen, sollten Sie sich gegen die Entfernung der Gebärmutter entschieden haben. Immerhin liegen die Voraussetzungen bei Ihnen vor, Myome zu entwickeln.

Dementsprechend kann nicht ausgeschlossen werden, dass weitere Myome folgen.

RISIKOGRUPPEN

Da es sich um veränderte Zellen der Eierstöcke und Gebärmutter handelt, sind ausschließlich Frauen von Myomen betroffen. Nichtsdestotrotz gelten auch hier weitere Einschränkungen. Das Alter spielt hierbei eine große Rolle. So sind nur Frauen betroffen, die bereits und noch ihre Regelblutung haben, also treten Myome nach der Pubertät und vor der Menopause auf. Als Richtwert gilt die Altersbegrenzung vom 20. bis zum 50. Lebensjahr. Diese kann sich jedoch, je nach familiären Vorerkrankungen, hormonellen Veränderungen oder anderen Faktoren auch einige Jahre nach vorn oder hinten verschieben.

Als weiterer Faktor gilt einerseits das fortgeschrittene Alter, sodass Frauen nach dem 35. Lebensjahr häufiger betroffen sind, andererseits kann aber auch Kinderlosigkeit als Risikofaktor gelten. So wurde festgestellt, dass eine Nullipara, also eine Frau, die noch nicht geboren hat, eher Myome entwickelt als eine Mutter. Dass nach der Menopause keine neuen Myome entstehen können, bedeutet jedoch nicht, dass bereits vorhandene Myome gänzlich verschwinden müssen. Zwar bedingt die hormonelle Umstellung meist einen problemlosen Rückgang der Myome, allerdings muss dies unbedingt unter ärztliche Aufsicht gestellt werden, da eine Veränderung des Myoms in ein Myosarkom, den bösartigen Tumor, durchaus möglich ist.

Weiterhin spielen die genetischen Grundlagen eine wichtige Rolle. So steigt die Wahrscheinlichkeit der Myom-Entwicklung, wenn bereits Familienmitglieder davon betroffen waren, und auch afrikanisch-stämmige Frauen leiden beinahe doppelt so häufig unter Myomen wie kaukasisch-stämmige. Aber auch Übergewicht kann die Bildung von Myomen begünstigen.

Nach der Menopause ist das Risiko sehr gering und auch bereits gebildete Myome entwickeln sich oftmals zurück, was auf die Senkung des Östrogenspiegels zurückzuführen ist. Spricht man von Zahlen, so ist beinahe ein Drittel der Frauen von Myomen betroffen, wobei hier ausschließlich auf diejenigen Bezug genommen wird, die zu Lebzeiten eine Diagnose bekommen haben. Über Autopsien konnte die Ziffer auf 40 % erhöht werden, die Dunkelziffer ist unbekannt. Etwa ¾ aller Myome entstehen erst nach dem 40. Lebensjahr.

MYOME IN DER SCHWANGERSCHAFT

Sie haben bereits gelernt, dass der Hormonhaushalt während einer Schwangerschaft das Wachstum von Myomen begünstigen kann. Zwar schaden diese dem Kind an und für sich nicht, jedoch kann die Lage und Größe der Myome die Gebärmutter an ihrer Aufgabe behindern, das Kind bis zum Ende der Schwangerschaft auszutragen. Drückt ein Myom beispielsweise ungünstig auf die Plazenta, kann dies zu einer frühzeitigen Ablösung derselben und damit zu einer Fehlgeburt führen. Auch Frühgeburten können auf diese Weise ausgelöst werden. Je nach Geschwindigkeit des Wachstums besteht auch eine oftmals hohe Wahrscheinlichkeit, dass ein Kaiserschnitt notwendig wird, da der Geburtskanal durch das Myom-Gewebe blockiert oder wenigstens stark eingeschränkt ist. In diesem Fall werden die Myome beim Kaiserschnitt ebenfalls entfernt, um Ihnen eine unnötige Operation zu ersparen.

Sofern Sie vor der Schwangerschaft Myome hatten, diese aber operativ entfernt wurden, kann es während der Geburt zu starken Blutungen kommen, wenn das unflexible Narbengewebe in der Gebärmutter-Muskulatur durch die Wehen Risse bekommt.

Medizinische Behandlung

Myome sind, obwohl sie harmlos sind, nichts, was man auf die leichte Schulter nehmen sollte. Eine Abklärung, wie viele Myome es sind, mit welcher Größe Sie es zu tun haben und an welchen Stellen sich die Veränderungen befinden, sei Ihnen hiermit dringend angeraten. Die Herangehensweise ist je nach Arzt und Patient verschieden, da diverse Faktoren berücksichtigt werden müssen. Um Ihnen die bestmögliche Grundlage an Information zu bieten, habe ich für Sie alles Wissen zusammengetragen. Auf diese Weise sind Sie nicht nur auf die Meinung und den Kenntnisstand Ihres Arztes angewiesen, sondern können sich auch vor einer Untersuchung oder einer Operation informieren, welche

Türen Ihnen offenstehen. So können Sie sich an Ihren Wünschen, an der Familienplanung und an Ihrem Körper orientieren.

ANZEICHEN VON MYOMEN

Die Symptome eines oder mehrerer Myome ähneln denen der Endometriose, es gibt jedoch auch diverse Betroffene, die unter kaum merklichen oder keinen Symptomen leiden. Daher mein Appell an Sie: Lassen Sie sich regelmäßig, wenigstens einmal im Jahr, besser etwa alle 6 Monate, von Ihrem Gynäkologen/Ihrer Gynäkologin untersuchen. Besonders, wenn Sie verstärkte Regelschmerzen haben, die sich so bisher nicht zeigten, oder auch, wenn Sie Schmerzen beim Geschlechtsverkehr haben, ist ein zeitnaher Besuch beim Fachpersonal unabdingbar. Ebenso geben Länge und Intensität der Monatsblutung Hinweise auf eine Erkrankung. Die Blutungen sollten die Dauer von fünf bis maximal sieben Tagen nicht überschreiten. Sofern Sie in dieser Zeit mehrere Tage lang Ihre Hygieneartikel binnen 120 Minuten wechseln müssen, starke Symptome wie Kopf-, Rücken- oder Unterleibsschmerzen haben oder bereits vorsorglich immer Schmerzmittel im Haus haben, da Sie diese in jedem Fall brauchen werden, sollten Sie ebenfalls Ihren Arzt/Ihre Ärztin zurate ziehen, um ernsthafte Erkrankungen auszuschließen. Auch eine Beobachtung Ihrer Toilettengänge kann hier Hinweise auf eine

Herausforderung darstellen: Haben Sie erhöhten Harndrang, besteht die Möglichkeit, dass ein Myom auf Ihre Blase drückt.

Besonders bei denjenigen Myomen, die in der Gebärmutter liegen, kommt es häufig zu starkem Blutfluss während der Menstruation. In manchen Fällen kann es dadurch zu Schwindelgefühlen oder Ohnmacht kommen, aber auch Blutarmut und Eisenmangel können Folgen sein. Diese ziehen wiederum Erschöpfung und andauernde Müdigkeit nach sich, sodass es sogar zu Bluttransfusionen oder zu einer Einnahme von eisenhaltigen Präparaten kommen kann.

Bedauerlicherweise können Myome auch Unfruchtbarkeit oder Fehl- und Frühgeburten begründen und sollten daher bei einem Kinderwunsch entfernt werden. Die unterschiedlichen Methoden stelle ich Ihnen noch vor. Sie sollten in jedem Fall beachten, dass einige Methoden die Problematik mit dem Kinderwunsch weiter verstärken können, da bei einigen Methoden eine Schädigung des Gewebes sehr wahrscheinlich ist. Sofern Sie noch sehr jung sind und/oder den Kinderwunsch hegen, lassen Sie sich gern von Fachpersonal beraten, welche der Methoden für Sie geeignet ist, um Ihrem Familienglück nicht im Weg zu stehen.

Aber auch andere Symptome können auftreten, die Sie vielleicht noch weniger mit Myomen in Verbindung bringen. So besteht zum Beispiel die Möglichkeit, dass ein

Myom auf die Nerven drückt, die für die Beine zuständig sind. In diesem Fall hätten Sie Schmerzen im hinteren Bereich der Oberschenkel. Aber auch ein vermeintliches Reizdarmsyndrom oder chronische Verstopfung können Nebenwirkungen eines Myoms sein, dessen Größe den Verdauungstrakt behindert.

WIE STELLT EIN ARZT MYOME FEST?

Regelmäßige Untersuchungen beim Frauenarzt sollten sich bereits fest in Ihrem Terminkalender befinden. Dabei ist es nicht wichtig, ob Sie sich ein neues Rezept für Verhütungsmittel holen wollen, familiär vorbelastet sind oder Sie irgendein Symptom haben, das Sie zu diesem Besuch nötigt. Spätestens ab dem 30. Lebensjahr – je nach Krankengeschichte auch früher – wird die Routine erweitert. Für diejenigen unter uns, die nicht das Glück hatten, 2007 noch so jung gewesen zu sein, um in den Genuss der HPV-Impfung zu kommen, gehört auch die Untersuchung auf Gebärmutterhalskrebs dazu. Spätestens bei dieser Überprüfung mit dem Ultraschall-Gerät kann der Arzt Myome lokalisieren und bestimmen. Aber auch, wenn Sie den Verdacht und Beschwerden haben, wird Ihr Gynäkologe mittels Ultraschalles herausfinden, ob Sie Myome haben, wie viele es sind, wo diese sich befinden und ob diese für Ihre Beschwerden verantwortlich sind.

Zufällige Diagnosen werden meist bei dem stets stattfindenden Abtasten der inneren Geschlechtsorgane durch das gynäkologische Personal gemacht oder bei der Untersuchung anderer Beschwerden, die sich entweder im Bauch oder im unteren Rückenbereich befinden.

Je nach Lage des Myoms und zur Klärung, ob es sich um ein Myom oder um eine andere Wucherung handelt, werden auch die Magnetresonanztomografie, eine Bauchspiegelung oder eine Gebärmutterspiegelung durchgeführt. So können Art und Lage genau bestimmt werden, um im Anschluss die bestmögliche Therapieform auszuwählen.

ÜBLICHE BEHANDLUNGSMETHODEN

Die unterschiedlichen Behandlungsmethoden werden je nach Schwere, Belastung und Wünschen der Patientin ausgewählt und angewandt. Es ist unabdingbar, dass Sie sich in jedem Fall beraten lassen und sich gut überlegen, welche Methoden für Sie infrage kommen. Sofern der Arzt bei einer Routine-Untersuchung ein Myom entdeckt, Sie jedoch bisher keinerlei Beschwerden haben, kann auch ein Verzicht auf Behandlung gewählt werden. In diesem Fall wird der Arzt Sie jedoch regelmäßig sehen wollen, um das Myom beobachten zu können. Einige Behandlungen verlangen einen längeren Aufenthalt in einer Klinik, andere können ambulant durchgeführt werden. Aber lesen Sie selbst, wie zahlreich und vielfältig die schulmedizinischen Möglichkeiten sind.

Operative Eingriffe

Man unterscheidet zwei Arten von großen Operationen, wenn es um die Entfernung von Myomen geht:

1. Myomenukleation, aus dem Lateinischen übersetzt in etwa „das Myom aus [ex] dem Kern [nucleus] entfernen".
2. Hysterektomie, aus dem Altgriechischen übersetzt in etwa „Abschneiden [ἐκτομή/ektomē] der Gebärmutter [ὑστέρα/hystéra]".

Die erste Variante eignet sich, sofern es sich um kleine und/oder sehr wenige Myome handelt. Hierbei werden ausschließlich die Myome entfernt. Je größer und zahlreicher die Myome sind, desto schwieriger wird es, diese partielle Operation anzuwenden, denn die Wundheilung spielt hierbei eine wichtige Rolle. Je nachdem, wo die Myome sich befinden, wird der Eingangskanal des Operationsbestecks gewählt: Befinden sich die Myome hinter den Organen und sehr weit innerhalb des Körpers, ist es oftmals notwendig, die Bauchdecke zu öffnen, wodurch eine Narbe zurückbleibt. Sind die Myome eher oberflächlich, kann über die Vagina operiert werden, aber auch eine Bauchspiegelung unter Vollnarkose ist möglich. Voraussetzung für den vaginalen Eingriff, die Hysteroskopie, ist, dass die Scheide weit genug geöffnet werden kann. Dies geht dann am besten, wenn bereits Kinder geboren wurden. Der Eingriff erfolgt bei Voll- oder Teilnarkose. Die gleiche Auswahl der Narkose haben Sie bei dem Bauchschnitt. Sofern Sie bereits die Narbe eines Kaiserschnitts haben, wird diese wieder geöffnet, um keine zweite zu verursachen und das Gewebe weiter zu schwächen.

Da bei einer Bauchspiegelung der notwendige Platz mithilfe von CO2-Einleitung geschaffen wird, ist eine Vollnarkose notwendig, um Ihre Atmung nicht zu gefährden (der Druck auf das Zwerchfell kann eine eigenständige Atmung während der OP unmöglich machen). Weiterhin sollten Sie beachten, dass eine Bauchöffnung eine Schwangerschaft für weitere 6 bis 12 Monate verhindert, da das Gewebe erst ausreichend verwachsen muss, um einen Embryo zu halten. Nach dem Eingriff über die Scheide wird für einige Zeit, möglicherweise über einige Wochen, der Geschlechtsverkehr sehr unangenehm bis schmerzhaft werden – Sie wissen selbst, wie empfindlich der Bereich ist.

So oder so kann es zwischen einer und vier Wochen dauern, bis alles wieder verheilt ist. Je nach Lage der Myome kann eine Schädigung der umliegenden Organe, beispielsweise der Harnwege oder Därme, auftreten. Auch verstärkte Blutungen sind nach diesem Eingriff zu erwarten. Diese Operation schützt nicht vor weiteren Myomen, jedoch bleibt die Fruchtbarkeit erhalten, wenn auch möglicherweise eine Geburt nur noch durch einen Kaiserschnitt möglich sein könnte. Eine Garantie, dass Sie danach noch Kinder bekommen können, gibt es jedoch nicht, denn es besteht die Möglichkeit, dass derart viel Muskelgewebe entfernt werden muss, dass Ihre Gebärmutter nicht mehr dazu in der Lage ist, einen Embryo auszutragen. Auch bleibt das Risiko bestehen, dass bei dem Eingriff Ihre Gebärmutter, die Eileiter oder der Gebärmutterhals verletzt wird.

Die zweite Variante ist notwendig, wenn es sich um zahlreiche und/oder sehr große Myome handelt oder wenn die Symptome der Betroffenen sehr schwerwiegend sind. Gelegentlich kommt es durch die Myome zu starken Schmerzen im Unterleib, auch unabhängig von der Monatsblutung. Möglicherweise sind auch die Beschwerden beim Wasserlassen oder beim Geschlechtsverkehr so immens, dass die Lebensqualität der Patientin darunter leidet. In einem solchen Fall ist es notwendig, die Gebärmutter vollständig zu entfernen. Hierbei bestehen ebenfalls die Möglichkeiten, entweder durch die Bauchdecke oder durch die Scheide zu operieren oder die erwähnte Laparoskopie (Bauchspiegelung) durchzuführen. Die Nachwirkungen sind hier ähnlich wie bei der ersten Variante, der Heilungsprozess dauert normalerweise etwas länger. Nachfolgend bleiben Eisprung und Regelblutung nur dann gänzlich aus, wenn zusätzlich noch die Eierstöcke entfernt werden. Ansonsten besteht die Möglichkeit, dass Sie gelegentlich noch Ihre Regel bekommen und auch Ihre Wechseljahre werden eintreten, da die notwendigen Hormone weiterhin produziert werden. Die Operation führt unweigerlich die Unfruchtbarkeit mit sich. Positiv ist hierbei jedoch anzumerken, dass keine Myome mehr auftreten werden und auch Gebärmutterhalskrebs keine Sorge der Betroffenen mehr sein muss.

Manche Frauen denken sich an dieser Stelle, dass eine Hysterektomie vielleicht der vorteilhaftere Weg ist. Ich bitte Sie jedoch, auch dann, wenn man Ihnen bereits einen Termin gegeben hat, darüber nachzudenken, dass die Gebärmutter für viele Frauen naturgegeben ein wichtiger Teil der femininen Identität ist – ob man Kinder gebären möchte oder nicht. So berichten viele Frauen, auch jene, die zuvor absolut für die Entfernung waren, davon, nach der Operation nicht mehr vollständig gewesen zu sein. Ein Gefühl der Unerfülltheit kann sich einstellen und depressive Verstimmungen verursachen, obwohl Sie sich nicht in der Mutterrolle sehen.

Myomembolisation

Die Behandlungsmethode der Embolisation entstand um die Wende ins 20. Jahrhundert. Seit den 50er-Jahren wird diese stetig öfter genutzt, um verschiedene Erkrankungen zu behandeln und Beschwerden zu lindern. Es geht hierbei darum, den Blutzufluss zu einem Tumor, in unserem Fall zu einem Myom, zu unterbrechen, sodass dieser keine weiteren Nährstoffe erhält. Wie Sie sich erinnern, erwähnte ich zuvor, dass gestielte Myome sich gelegentlich verdrehen und sich somit selbst von der Blutzufuhr abschneiden und eingehen – die Embolisation ahmt gewissermaßen diesen Prozess nach. Im Fall eines oder mehrerer Myome werden winzige Kunststoff-Partikel in die jeweilige Blutbahn gegeben, um das Myom vom Blutkreislauf abzugrenzen. Zwar handelt es sich um einen schnellen, einfachen und risikoarmen Eingriff, allerdings kommt es in beinahe allen Fällen für etwa 48 Stunden zu starken Schmerzen. Darin – nicht hingegen in der nicht notwendigen Narkose – liegt begründet, dass für diesen Eingriff ein Krankenhausaufenthalt von etwa 3 Tagen eingeplant werden muss. Weiterhin sollten Sie wissen, dass für diese Behandlung eine Bestrahlung mit einem Röntgen-Gerät notwendig ist, was stets eine Belastung des Körpers darstellt.

Auch hierbei gibt es leider keine Garantie dafür, dass Sie nach dem Eingriff noch gebären können. Die Kunststoff-Partikel werden zwar gezielt eingesetzt, aber der menschliche Körper ist sehr eigensinnig und möglicherweise stören einige Partikel später die Durchblutung der Geschlechtsorgane, sodass kein Kind mehr ausgetragen werden kann.

Minimal-invasive Methoden

Während es sich bei den beiden zuerst genannten Eingriffen um verhältnismäßig große Eingriffe mit teils sehr langer Genese handelt und der zuvor genannte Eingriff vielleicht eher befremdlich ist, da Fremdkörper in die Blutbahnen geleitet werden, kommen wir noch zu kleineren Eingriffen, deren Heilungszeit sich auf wenige Tage bis zwei Wochen beschränkt und die Ihnen ebenfalls auf Nachfrage zur Verfügung stehen. „Wieso nur auf Nachfrage?“, mag Ihnen nun durch den Kopf schwirren – wie bei so vielen anderen medizinischen Themen ist auch hier die Antwort leider im lieben Geld zu finden. Die Kosten-Nutzen-Rechnung konnte im Allgemeinen für einige der Verfahren bisher nicht positiv genug ausfallen, um diese höher frequentiert anzuwenden, obwohl einige dieser Verfahren in frühen Stadien von Krebserkrankungen und auch im Einsatz gegen Myome und ähnliche Wucherungen Erfolg bringend eingesetzt wurden. Nichtsdestotrotz besteht auch für Sie die Möglichkeit, in den Genuss dieser kleinen Eingriffe zu kommen, sofern Ihre Myome noch recht klein sind, nicht mehr als 4 cm, und die Lage die Eingriffe zulässt, wobei auch etwas versteckte Myome noch gut mit dieser Methode zu erreichen sind. So besteht die Möglichkeit einer hyperthermen Ablation, also dem örtlichen Erhitzen des Myoms, bis dieses abstirbt. Dies kann mittels Elektroden, die durch winzige Einschnitte in den Bauchraum eingeführt werden, geschehen. Der Strom, der dann eingeleitet wird, tötet gezielt die Myom-Zellen, sodass das Myom anschließend Narbengewebe bildet und vom Immunsystem abgetragen werden kann, ohne Blutungen zu verursachen. Ein ähnliches Verfahren gilt auch für das Vereisen, das Ihnen vielleicht von Warzen bekannt ist. Dies funktioniert mit Myomen ebenfalls.

MRgFUS: Magnetresonanztomografie-gesteuerte fokussierte Ultraschalltherapie

Bei dieser Form der Therapie wird mithilfe von Ultraschall, in diesem Fall eine stärkere Variante der Ihnen bekannten Untersuchungs-Geräte, das geschädigte Gewebe behandelt und die Myome werden ohne klassischen, operativen Eingriff entfernt. Mittels Magnetresonanztomografen oder Kernspintomografen wird die Bestrahlung überwacht, um das gewünschte Ergebnis zu erzielen. Die Behandlungsmethode ist verhältnismäßig neu und daher aktuell nur an wenigen, größeren Standorten verfügbar. Sie können sich, nachdem Ihr Arzt Sie eingehend auf die Eignung für diese Behandlung untersucht hat, in Dachau, Bottrop, Frankfurt (Main) oder Dernbach behandeln lassen. Eine Übernahme der Kosten sollten Sie vorab mit Ihrer Krankenkasse klären, da nicht alle Kassen diese Leistung unterstützen. Sollten Sie die Behandlung auf eigene Kosten durchführen lassen wollen, schlüge dies mit etwas über 4.000 Euro zu Buche.

Ein Krankenhausaufenthalt ist hierbei nicht notwendig, die Behandlung wird ambulant durchgeführt. Es empfiehlt sich, danach für etwa zwei Tage mehr zu ruhen als normalerweise, spätere Nachwirkungen sind bisher nicht bekannt. Dennoch ist diese Methode nur anwendbar, wenn es sich um recht oberflächliche Myome handelt. Sind diese in tieferem Gewebe verankert, kann die Strahlung diese nicht erreichen.

Die letzte Instanz auf Ihrem Weg zu einer MRgFUS-Behandlung ist ein Radiologe, der sich mit dieser Behandlung auskennt. Er kann die Erfolgschancen einer Behandlung einschätzen. Diese Einschätzung trifft er nicht nur aufgrund der Menge, Größe oder Lage des Myoms oder der Myome, sondern auch anhand seiner Erfahrung. Myome, die eigentlich mit einer größeren Operation hätten entfernt werden müssen, konnten bereits mit dieser Methode behandelt werden.

Ausschlusskriterien für diese Behandlung sind eine Unverträglichkeit des Kontrastmittels, das Sie für das MRT injiziert bekommen, und auch ein Herzschrittmacher. Während der circa dreistündigen Behandlung ist mit einer Wärmeentwicklung im Unterleib zu rechnen, seltener kommt es zu einem leichten Ziepen oder Stechen. Nach der Behandlung, für die Sie in jedem Fall einen halben oder ganzen Tag freinehmen sollten, bleiben Sie noch für etwa zwei Stunden in der Klinik unter Beobachtung, anschließend dürfen Sie wieder nach Hause. Je nach Anamnese kann es bei Ihnen zu einigen Nachwirkungen der Behandlung kommen. Diese führen von Übelkeit,

Schmerzen in Bauch, Rücken und Unterleib über Schwindelgefühle und leichte Hautirritationen bis hin zu Harnwegsinfektionen und Schmierblutungen. Ihr Arzt kann Ihnen eine genauere Einschätzung geben, womit Sie zu rechnen haben, allerdings sind Nachwirkungen über einen längeren Zeitraum als zwei Tage bisher selten aufgetreten.

Diese Methode darf nicht als Garantie für einen Erfolg angesehen werden. Die bildgebenden Verfahren werden zwar stetig optimiert, aber in manchen Fällen kann nicht von vornherein das Ausmaß der Myome eingeschätzt werden. Somit kann es vorkommen, dass Sie eine weitere, vielleicht auch andere Behandlung benötigen. Weiterhin können neue Myome in Erscheinung treten.

Hormonelle Behandlung

Da Myome quasi von Östrogenen genährt werden, kann bei Einnahme bestimmter Hormonpräparate das Wachstum gedämpft oder sogar ins Gegenteil verkehrt werden. Dazu werden Präparate genutzt, welche die Gegenspieler des Östrogens, sogenannte Gestagene, enthalten. Diese Präparate sind verhältnismäßig kostenintensiv und müssen, ja nach Grad der Belastung, täglich über einen längeren Zeitraum, meist drei Monate, eingenommen werden. Auf diese Weise können Sie erreichen, dass die Myome sich derart zurückbilden, dass ein operativer Eingriff oder eine Bestrahlung wieder möglich werden, ohne Ihre

Gebärmutter gänzlich entfernen zu lassen. Auch die Spirale und einige Anti-Baby-Pillen können diese Wirkung erzielen.

Leider ist bei der Einnahme von Hormonpräparaten immer von einer Menge an Nebenwirkungen auszugehen. Dazu zählen beispielsweise vorübergehende Unfruchtbarkeit, Stimmungsschwankungen, Hitzewallungen, Kopfschmerzen und Übelkeit. Meist sind diese Symptome nur zu Beginn der Behandlung zu verzeichnen, treten jedoch bei Beendigung der Einnahme häufig erneut auf, da sich der körpereigene Hormonspiegel dann wieder einstellt.

Einige der Hormonpräparate haben eine lange Liste an Nebenwirkungen, unter anderem, weil diese den Hormonspiegel des Körpers auf die Wechseljahre einstellen. So ist mit Sicherheit von Libido-Minderung oder sogar -Verlust auszugehen, einige Mittel sind jedoch auch eine hohe Belastung für die Leber, da dort ein Großteil der Hormone gespeichert wird. Auch ist die Wirkung der Präparate nicht garantiert und teils nur sehr langsam. In vielen Fällen werden die Präparate auch nur eingesetzt, um eine Verkleinerung der Myome zu erzielen und so für eine Operation bessere Erfolgschancen zu generieren.

Wägen Sie daher Wirkung und Risiko stets gegeneinander ab – auch bei den anderen Eingriffen. Da erfahrungsgemäß andere Hilfsmittel günstiger und weniger risikoreich sind, habe ich für Sie zu einem späteren Zeitpunkt alternative Lösungswege zusammengestellt, die eine Hormonumstellung auf natürlichem Weg veranlassen. Dennoch möchte ich Ihnen einige der gängigen Hormonpräparate vorstellen, damit Sie gegebenenfalls bei Ihrem Gynäkologen/Ihrer Gynäkologin danach fragen können, falls Sie diese Art der Behandlung bevorzugen.

Die Medikamente, die bei einer Hormontherapie verabreicht werden, heißen im Allgemeinen GnRH-Analoga, ausgeschrieben Gonodotropin-Releasing-Hormon-Analoga. Diese Mittel finden auch andere Anwendungen, beispielsweise in der Tiermedizin oder als Gabe zur Bestimmung des Eisprungs, wenn eine künstliche Befruchtung geplant ist, aber teils auch, wenn eine Geschlechtsumwandlung bevorsteht. Anhand dessen erkennen Sie bereits, wie stark sich diese Präparate auf Ihren Körper auswirken.

Das wohl meist genutzte Präparat heißt Ulipristalacetat, auch als Esmya bekannt. Die Erfahrungsberichte hierbei sind durchwachsen. Einige Frauen berichten von einer Verschlechterung der Leberwerte bereits kurz nach Beginn der Einnahme, außerdem von starken Kopfschmerzen über die ersten zwei bis drei Wochen, und zwar nahezu ohne Unterbrechung. Sofern Myome vorhanden sind, kann dieses Medikament für unterschiedliche Zwecke gebraucht werden:

a) Eine dauerhafte Einnahme der Tabletten kann den Zeitraum bis zur Menopause überbrücken, bis auf natürlichem Weg der Hormonspiegel sinkt und der Zeitraum nicht mehr allzu lang ist, allerdings starke Beschwerden bestehen und eine Operation gerade nicht möglich oder absolut nicht gewünscht ist.

b) Behindern die Myome eine Schwangerschaft und auch eine partielle Entfernung der Myome schafft keine Besserung, kann das Medikament schon bei einem Einnahmezyklus von drei Monaten die Myome soweit senken, dass eine In-Vitro-Schwangerschaft möglich ist. Es gibt Berichte über nahezu problemlos verlaufende Schwangerschaften, sogar mit gesunden Zwillingen, die nach Ulipristalacetat trotz Myomen möglich waren.

c) Die Einnahme kann als vorbereitende Maßnahme für eine Myomenukleation genutzt werden, wenn eine Hysterektomie nicht gewünscht ist. Auch hier sind die Erfahrungsberichte durchwachsen: Einige Frauen hatten keine nennenswerten Nebenwirkungen und konnten anschließend wunderbar der Hysterektomie entgehen, da die Myome schnell geschrumpft waren. Andere Frauen brauchten zwei oder mehr Einnahmezyklen, bis eine ausreichende Besserung eintrat, wieder andere hatten damit auch keinen Erfolg.

Der Erfolg scheint allerdings nicht ausschließlich von den Medikamenten abzuhängen, sondern steht ebenfalls in Relation mit den sonstigen Voraussetzungen und Angewohnheiten, welche die Patientin mitbringt. So ist die Chance bei Rauchern beispielsweise geringer, dass die Behandlung anschlägt. Dies liegt unter anderem daran, dass

Rauchen ohnehin schädlich für den gesamten Körper ist, also auch für den Hormonhaushalt.

Wie entstehen Myome?

Die vermeintlich schwierigste Erkenntnis in der Erforschung von Krankheiten scheint nach wie vor deren Entstehung zu sein. Wie bei so vielen anderen Beschwerden auch können die Ursachen von Myomen bisher nur vermutet werden. Dennoch gibt es auch hier Annahmen, die wahrscheinlicher sind als andere. Diese möchte ich Ihnen hier nun vorstellen. Einige der genannten Faktoren lassen sich durchaus beeinflussen, sodass Sie hier bereits ein wenig einschätzen können, inwiefern Sie von diesen Faktoren betroffen sind, um gegebenenfalls auch präventiv eingreifen zu können. Die meisten Faktoren betreffen übrigens unseren Körper im gesamten. Sofern Sie also einige der folgenden Dinge beachten, gönnen Sie sich etwas Gutes. Bezüglich der Ernährung kann Ihr Partner sich gern anpassen, denn auch ihm wird die Ausgewogenheit in vielerlei Hinsicht eine Hilfe sein und sein Wohlbefinden steigern.

SÄURE-BASEN-UNGLEICHGEWICHT

Schon seit Jahren wird in allen Zeitschriften, Magazinen und auf den sozialen Plattformen davon berichtet, dass die westliche Welt übersäuert sei. Nun, im Grunde genommen sind unsere Körper auf ein leicht saures Milieu angewiesen, denn unsere Haut und unsere Körpersäfte liegen grundsätzlich unterhalb des neutralen Bereichs. Der Begriff pH-hautneutral kam irgendwann vor einigen Jahren quasi wie aus dem Nichts und wurde plötzlich in jeder Werbung für Hand-, Gesichts- und Körperlotionen verwendet. Der Ausdruck bedeutet, dass die Creme, Lotion oder sonstige Tinktur einen pH-Wert von etwa 5,5 aufweist, also leicht sauer ist, um die natürliche Schutzbarriere, die unsere Haut als großflächiges Organ darstellt, zu unterstützen. Sobald die Haut zu großen pH-Wert-Schwankungen unterliegt, wird unsere Barriere im wahrsten Sinne des Wortes rissig, und Keime, Viren, Sporen und sonstige Schädlinge finden einen schnelleren, leichteren Weg in unseren Körper. Unsere Magensäure hieße nicht Magensäure, wenn diese nicht ebenfalls sauer wäre. Dass das tatsächlich so ist, weiß jeder, der einmal

Sodbrennen hatte, wobei kleine Mengen der Magensäure in die Speiseröhre gelangen. Diese liegt sogar in etwa bei einem pH-Wert von 2 und kann dadurch binnen kurzer Zeit diverse Lebensmittel zersetzen, um deren Nährstoffe in unseren Blutkreislauf zu überführen. Unser Blut ist übrigens ausnahmsweise minimal basisch – es liegt etwa bei 7,3 bis 7,4. Sofern pH-Werte für Sie nur böhmische Dörfer sind: Die Skala reicht von 0 bis 14, wobei 7 als Mitte neutral ist. Alles unter 7 gehört zum sauren Bereich, alles darüber zum basischen Bereich. Unser Speichel befindet sich etwa im neutralen Bereich, kann jedoch jeweils im Wert 0,5 aufsteigen oder absinken, je nachdem, was Sie zu sich genommen haben. Sollte dieser Wert abweichen, ist Ihr Zahnschmelz gefährdet. Um tagsüber und/oder nach dem Essen einen neutralen Bereich zu erreichen, können Sie den Mund gründlich mit Wasser ausspülen und unterstützend mit einer Zahnbürste ohne Zahnpasta die Zwischenräume reinigen.

Nun heißt es dennoch, der Mensch sei übersäuert und müsse sich mit basischer Ernährung beschäftigen. Die extreme Form der Übersäuerung, eine latente Azidose, kann nur vorliegen, wenn Leber, Niere, Lunge oder Verdauungstrakt durch Krankheit nicht mehr vollständig arbeitsfähig ist. Dennoch ist nicht nur durch die Hektik des heutigen Alltags, sondern auch durch die damit verbundene Ernährung eine leichte bis mäßige Übersäuerung bei sehr vielen Menschen vorzufinden. Wenn Sie nun denken,

„Gut, dann trinke ich mehr Milch, die ist basisch“, irren Sie sich leider. Der Körper verarbeitet Lebensmittel nicht nach deren pH-Wert, sondern nach deren Inhaltsstoffen. Diese werden dann im Körper als Einzelteile für diverse Funktionen genutzt und weiter verstoffwechselt. So sind die nach ihrem pH-Wert eindeutig sauren Obstsorten beispielsweise wunderbare Hilfsmittel, um der Übersäuerung des Körpers entgegenzuwirken. Milchprodukte hingegen, wie Sie auch aus anderen Gründen noch lernen werden, sind kein guter Freund, wenn es um die Optimierung der Ernährung geht. Aber auch Bewegung spielt eine Rolle. Der Stoffwechsel innerhalb eines Muskels, der den Sportlern unter Ihnen sicherlich hinreichend bekannt ist, produziert Milchsäure – daher der brennende Muskelkater bei Überlastung der Muskulatur. Allerdings kann diese Produktion vermindert werden, wenn man sich hin und wieder, bitte regelmäßig, maßvoll sportlich betätigt.

Was aber hat dies nun mit der Bildung von Myomen zu tun? Nun: Ist der Körper übersäuert, führt dies unweigerlich zu einem Ungleichgewicht in allen Bereichen. Neben Abgeschlagenheit, Müdigkeit und mangelnder Motivation sind auch ein geschwächtes Immunsystem und damit einhergehende diverse Infekte und Krankheiten die Folge. Somit ist es nicht verwunderlich, dass vielerorts angeraten wird, dringend mehr Obst und Gemüse, sogenannte Säure-Bildner, zu sich zu nehmen, um den Körper im Allgemeinen zu stärken. Auch finden sich zahlreiche

Erfahrungsberichte, nach denen eine vegane oder wenigstens vegetarische Diät das Wohlbefinden bei Myomen steigert. Grundsätzlich gilt, dass Ihr Körper diverse Säuren selbst produziert, bei zahlreichen Stoffwechselvorgängen, und nur die Niere kann Säuren abbauen, indem diese sie ausscheidet. Mit den Jahren wird unser Körper leider älter und die Organe können nicht mehr alles so wie in jungen Jahren verarbeiten, so auch die Niere. Dementsprechend verpufft unser Vorrat an Basen und die Niere kommt ihrer Arbeit nicht mehr ausreichend nach. Sie können diese allerdings mit einer überwiegend pflanzlichen Kost unterstützen.

BEEINTRÄCHTIGUNG DES IMMUNSYSTEMS

Das Immunsystem ist die Verteidigung gegen alle Keime, Bakterien, Viren, Sporen und anderen Eindringlinge, die auf unterschiedliche Weise Krankheiten in unserem Körper verursachen. Dieses sollte stets unterstützt werden, um sich selbst bestmöglich zu schützen. Die einfachste Möglichkeit hierfür ist es, sich ausgewogen und gesund zu ernähren. Zusätzlich dazu muss aber auch für ausreichende Entspannung gesorgt und der Körper vor negativen und übermäßigen Umwelteinflüssen, wie beispielsweise Kälte oder UV-Strahlung, geschützt werden. Ein absolut gesunder Körper erkennt es, wenn sich Zellen verändern, und schickt sofort eine kleine Armee an Zellen in diesen Bereich, um die Veränderung abzuwenden und zu entfernen. Da ein Myom nichts anderes als ein Konglomerat mutierter Muskelzellen ist, sollte der Körper versuchen, diese zu entfernen oder wenigstens auf ein unschädliches Maß einzudämmen. Daher gilt es, Ihr Immunsystem so gut es Ihnen möglich ist zu unterstützen. Reduzieren Sie den Alltagsstress auf ein unausweichliches Minimum, essen Sie gut und gesund und achten Sie darauf, Ihre Haut vor Wind und Wetter zu bewahren.

Weiterhin sollten Sie sich bewusst machen, wie besonders Ihr weibliches Immunsystem ist: Das weibliche System arbeitet anders als das männliche. Daher ist es dem weiblichen Körper möglich, zu menstruieren und Kinder auszutragen. Wie Sie vielleicht wissen, ist eine der größten Schwierigkeiten bei Organtransplantationen, dass der Körper fremde Organe und allgemein Fremdkörper eigentlich abstößt. Embryos hingegen, die der Körper auch als fremde Organe anerkennt, die zum Teil sogar eine andere Blutgruppe als die Mutter haben, werden nicht abgestoßen. Das Immunsystem erkennt – auf eine bisher unerklärliche Weise –, dass dieses Leben geschützt werden muss. Auch die monatliche Blutung, die eine Abstoßung des fruchtlosen Mutterkuchens bedeutet, ist eine Immunreaktion, doch noch nahezu nicht erklärbar. Um also die Gesundheit Ihrer inneren Geschlechtsorgane und des Hormonhaushaltes zu gewährleisten, ist ein gesundes

Immunsystem unabdingbar.

GENETISCHE DISPOSITION

Leider – oder aus ethischer Sicht glücklicherweise – kann man gegen seine Abstammung keine Unternehmungen anstrengen, die von Erfolg gekrönt wären. Dennoch können Sie sich, sofern in Ihrer Familie bereits Myome diagnostiziert wurden, an die Hinweise dieses Ratgebers halten, um die genetische Veranlagung nicht auch noch zusätzlich zu unterstützen. Auch ist eine besonders sorgfältige Kontrolle vorteilhaft. Eine Ultraschall-Untersuchung können Sie bei Ihrem Gynäkologen/Ihrer Gynäkologin erbitten. Diese wird zwar meist nicht von der Krankenkasse übernommen, ist aber auch kein großer Kostenpunkt. Sofern Sie dem Fachpersonal von Ihrer genetischen Disposition berichten, besteht in manchen Fällen auch die Möglichkeit, diese Untersuchung kostenfrei mit in die Vorsorge einzubinden. Sprechen Sie Ihren Arzt/Ihre Ärztin also auch schon in sehr jungen Jahren darauf an, damit Sie bei einem Myom früh Bescheid wissen und nicht zu einer Entfernung der Gebärmutter gezwungen sind.

HORMONELLE URSACHEN

Die hauptsächliche Annahme der Ursachen für Myome bezieht sich auf den Östrogenspiegel der Frau, was bereits angedeutet wurde. Es soll sich um eine Störung zwischen dem zu hohen Östrogenspiegel und dem zu niedrigen Progesteronspiegel handeln. Es wird empfohlen, den Östrogenspiegel nach Möglichkeit zu senken, wobei oftmals zu den beschriebenen, teils sehr Nebenwirkungs-lastigen Hormonpräparaten gegriffen wird.

Nun ist es fraglich, ob die Natur den weiblichen Hormonhaushalt derart gestaltet hat, dass sich Zellen zum Negativen verändern, wenn auch Myome an sich nicht bösartig sind. Daher gibt es Theorien darüber, dass nicht die körpereigenen Hormone „schuld" an der Entstehung von Myomen sind, sondern diejenigen, die wir über die Ernährung, beispielsweise durch Milchprodukte, zu uns nehmen. Sicherlich spielt dieser Faktor eine Rolle, wenn es um den Hormonhaushalt geht, denn wie allgemein bekannt ist, ist die Kuhmilch, die ein Hauptbestandteil unserer Nahrung ist, angefüllt mit den Hormonen des Tieres. Immerhin muss eine Kuh trächtig sein, um Milch geben zu können. Auch Eier können den Hormonhaushalt der Frau belasten, zumal diese mit der Fruchtbarkeit eines Huhnes zusammenhängen, auch wenn das Geflügel nicht künstlich schwanger gehalten werden muss, um Eier produzieren zu können. Dennoch ist die „Produktionsrate" eines Huhnes mit etwa 300 Eiern pro Jahr eigentlich unnatürlich, denn in freier Wildbahn würden die Tiere nur etwa 20 % dieser Menge produzieren. Dementsprechend richten wir zu einem späteren Zeitpunkt unser Augenmerk auf den Aspekt der Ernährung, um Ihnen einen bestmöglichen Ansatz zur natürlichen Behandlung von Myomen zu geben.

Zusammengefasst kann man also sagen: Wenn ein Myom bei Östrogen-Überschuss wächst, dann sicherlich nur, weil der Körper keine andere Verwendung für das Hormon hat. Er legt es sozusagen ab, wodurch das Myom wächst. Gleiches soll auch für Schadstoffe und Schlacken gelten, wofür jedoch kein wissenschaftlicher Beleg ausfindig gemacht werden konnte.

ANDERE GRÜNDE

Eine weitere Theorie ist, dass Myome aufgrund des Epstein-Barr-Virus entstehen. Dieser Virus gehört zur Herpes-Familie und ist Ursache des eher bekannten Pfeifferschen Drüsenfiebers. Wie seine Verwandten schlummert es lebenslang im Körper seines Wirts und ebenso kann es auch zu einem erneuten Ausbruch oder einer latenten Infektion kommen. Viren werden schon seit Jahren als Auslöser für verschiedene Tumore und Krebsarten untersucht. Durch diese Forschung konnte bereits festgestellt werden, dass einige Infektionen zumindest die Entstehung bestimmter Erkrankungen begünstigen, darunter nicht nur veränderte Zellen, sondern auch Diabetes, Morbus Crohn, Morbus Bechterew und andere Autoimmunerkrankungen. Es ist also nicht auszuschließen, dass der EBV auch Myome verursachen kann, zumal über 90 % der Weltbevölkerung diesen Virus in sich trägt, obwohl er längst nicht bei allen aktiv wird.

Dieser Virus kann auch, obwohl er nicht als aktiv wahrgenommen wird, Zellen zur Veränderung zwingen. Leider sind Myome als gutartige Tumore derzeit nicht sehr weit oben auf der Prioritäten-Liste der medizinischen Forschung – zumindest zum Bedauern der Betroffenen von Myomen. Gewiss ist es richtig, dass tödliche Krebsarten dringender erforscht werden, denn auch hier konnten schon Verbindungen zum EBV festgestellt werden. So ist es in Teilen der Welt zumindest partiell für das gefährliche Nasopharynxkarzinom verantwortlich, wodurch die Wahrscheinlichkeit steigt, dass es auch andere Zellen zur Mutation bewegt. Im Großen und Ganzen ist davon auszugehen, dass Sie diesen Virus nicht auf die leichte Schulter nehmen sollten, auch wenn Sie vielleicht kein Pfeiffersches Drüsenfieber hatten.

Als weitere Gründe werden immer wieder die Lebensumstände der Patientinnen angeführt, denn weder die erwähnten Risikogruppen noch die genannten Ursachen sind ein Garant für die Entstehung von Myomen – allerdings ist auch bei Fehlen der „Voraussetzungen“ nicht gesagt, dass Sie nicht doch an Myomen erkranken können. Dementsprechend sind Faktoren wie Umweltgifte, also Abgase, schlechtes Wasser, Mikroplastik in Lebensmitteln oder Getränken, Nikotin, Schimmelpilze und zahlreiche mehr, die wir nur selten sehen können, zusätzliche Belastungen. Es gilt daher, dass jeder Mensch stets darauf achten sollte, einen möglichst gesunden Lebenswandel zu führen. Dieser bedeutet, dass man hauptsächlich pflanzlich basierte Nahrung zu sich nimmt, ausreichend gutes Wasser trinkt, sich mäßig bewegt, um seinen Körper fit zu halten, und seinen Stresslevel so niedrig wie möglich hält. Sicherlich: Es ist stressig genug, diese Ratschläge ständig in jeder Zeitschrift zu lesen und dazu noch solche Schlagzeilen oder Aussagen zu lesen, in denen steht, welche Lebensmittel nun doch wieder nicht gesund sind, obwohl sie letztes Jahr noch zum neuen Health Food gehörten, aber die Grundregeln bleiben:

- Treiben Sie wenigstens zweimal, besser dreimal wöchentlich eine halbe Stunde Sport. Ob Mannschaftssport wie Fußball, Einzel- oder Paarsportarten, Tennis, Squash, Tanzen, oder allein auf dem Heimtrainer oder im Fitnessstudio – das ist Ihnen überlassen.
- Ernähren Sie sich möglichst pflanzlich, gern auch mit Rohkost und Obst. Wenn es Ihnen möglich ist, achten Sie dabei auf Bio-Qualität, um die Aufnahme von Pestiziden zu verringern, die noch immer ungeahnten Schaden in unseren Körpern anrichten. Verzichten Sie so oft es geht auf

Fast Food.

• Genießen Sie öfter ungesüßten Tee als Kaffee, da Koffein im Übermaß ebenfalls schadhaft sein kann, besonders bei Myomen.

• Hören Sie mit dem Rauchen auf oder schicken Sie Ihren rauchenden Partner dafür vor die Tür. Nikotin ist ein Nervengift und hat keinerlei Vorteile – vielleicht mit der Ausnahme, dass man sein Geld nicht direkt anzuzünden braucht.

• Entspannen Sie sich. Nehmen Sie sich Zeit für sich und Ihre Familie. Das Schöne an Arbeit ist, dass diese nicht wegläuft – Kinder, Geschwister, Freunde, Eltern und die Zeit mit diesen durchaus.

Das Wort „Umweltgifte“ haben Sie in diesem Text schon gehört, aber was ist das und wie kann es unserem Körper schaden? Die wichtigsten Umweltgifte, die Ihnen bekannt sein sollten, und wie Sie deren Einfluss auf Ihren Körper und die hormonellen Abläufe verhindern können, möchte ich Ihnen hier zusammenstellen. Immerhin belasten diese unsere Umwelt und damit auch unseren Körper. Unsere Nahrung, unsere Luft, unser Trinken – alles ist in unserer Umwelt, bevor es in unseren Körper gelangt. Und nahezu alle sogenannten Umweltgifte sind für das bloße Auge erst in ihren Konsequenzen sichtbar: Wenn Pflanzen, Bienen und Meeresbewohner sterben, wenn wir einen bösartigen Tumor auf unseren Röntgenbildern sehen und wenn unsere Kinder krank werden.

Blei, Chrom, Quecksilber und Konsorten

Abgase sind eine Belastung, der wir alle ausgesetzt sind, besonders in den Ballungsgebieten. Diese bieten ohnehin starke Belastung, da alles etwas schneller und hektischer abläuft als beispielsweise auf dem Land. Immerhin sind seit einigen Jahren schon starke Verbesserungen in unseren Breitengraden durchgesetzt worden, dennoch ist die Belastung immens, die wir durch die Verbrennungsmotoren und andere industrielle Errungenschaften hinnehmen müssen. Blei gilt dabei als größte Belastung. Führt man sich vor Augen, dass Blei ein Schwermetall ist, das nicht oder nur sehr schlecht vom Körper abgebaut werden kann, wundert es nicht, dass Menschen nicht nur an Krebs erkrankten, nachdem diese jahrelang einer hohen Blei-Belastung ausgesetzt waren, sondern auch verrückt wurden. Denke man nur an den sogenannten Cäsarenwahn, der aller Wahrscheinlichkeit nach entstand, weil zahlreiche Trinkbecher und Essgeschirr aus Blei gefertigt waren. Das Schwermetall lagert sich in unseren Gehirnen ab, in unserer Leber sowie in den Nieren und fügt unserem Nervensystem erheblichen Schaden zu. Es verstopft sowohl unsere Poren als auch unsere Lungen, führt zu starker Abgeschlagenheit, Müdigkeit und bei einer Überdosierung schließlich zu Organversagen. Glücklicherweise muss man für diese letzte Konsequenz absichtlich oder unwissentlich über einen langen Zeitraum große Dosen des

Schwermetalls zu sich nehmen. Dennoch ist die Belastung durch die – verhältnismäßig – geringen Mengen in der Luft ausreichend, um die Mutation von Zellen zu begünstigen.

Das Quecksilber aus alten Amalgam-Füllungen der Zähne schädlich sein kann, ist nach wie vor umstritten. Mit Sicherheit gibt es jene Menschen, die aufgrund einer übersensiblen Reaktion Beschwerden dadurch haben, andere wiederum sind vollkommen gesund. Auch bei mir konnte trotz 20 Jahre alter Amalgam-Füllungen kein Quecksilber im Blut gefunden werden. Dennoch zählt es zu den Umweltgiften, die sich besonders auf die Leistung des Gehirns und des Nervensystems auswirken, und sollte daher nicht unterschätzt werden.

Was Chrom in dieser Auflistung zu suchen hat, fragen sich nun manche von Ihnen, immerhin ist es eines der Spurenelemente, die sich in unserer Nahrung befinden. Sicherlich, Chrom ist notwendig, um den Insulin-Haushalt und damit den Blutzucker zu regulieren. Aber es bedarf nur einiger Mikrogramm täglich, um den Spiegel aufrechtzuerhalten. Weiterhin sollte man wissen, dass Chrom eines der vielseitigsten Moleküle ist, die das chemische Periodensystem zu bieten hat. Chrom hat je nach Bindungspartner unterschiedliche Ladungen. Ohne hier nun tief in die Chemie eindringen zu wollen: Chrom (III) ist gut, Chrom (VI) ist sehr schlecht. Chrom (III) befindet sich ausreichend in unseren Lebensmitteln, darunter sollen hier besonders Vollkornprodukte hervorgehoben werden, Chrom (VI) hingegen ist ein Abfallprodukt verschiedener industrieller Vorgänge, beispielsweise bei der Verbrennung von Kohle oder in der Stahlindustrie. Gelangt es in die Luft, fällt es mit dem Regen zurück auf unsere Felder und damit auf unsere Lebensmittel. Unser Immunsystem nimmt Schaden, Leber und Niere können den Überschuss nicht abbauen, Lungenerkrankungen, Schäden unserer „Reinigungsorgane“ und zahlreiche andere Konsequenzen folgen.

Abseits der Metalle kommen noch – zum Glück – wesentlich seltenere Umweltgifte aus dem Periodensystem der Elemente: die Radon-Gruppe. Diejenigen unter Ihnen, die vor 1986 geboren wurden, erinnern sich vielleicht an die Massenhysterie, die wegen des großen Unglücks in Tschernobyl herrschte. Am 26. April des Jahres explodierte ein Reaktor des Kernkraftwerks in Tschernobyl. Bis heute, über 30 Jahre später, ist das Gebiet verwaist und teilweise abgesperrt. Aber auch in Deutschland, circa 1350 km Luftlinie entfernt, wurden kontaminierte Obst- und Gemüsesorten gefunden, was sich auch auf die Viehzucht auswirkte. Bei diesem Unglück wurden diverse radioaktive Stoffe freigesetzt, darunter auch das gefährliche Cäsium sowie Strontium und andere, auch in unterschiedlichen Ladungen und Mengen.

Sicherlich: Sie können nichts dagegen tun, dass sich derartige Stoffe auch weiterhin in unserer Umwelt befinden. Aber Sie können sich informieren, aus welchen Regionen Ihr Obst und Gemüse stammen. Sie unterstützen die Senkung der CO_2-Emission, indem Sie auf Ware aus möglichst nahen Gebieten zurückgreifen. Sie können sich ebenfalls informieren, wie der Anbau in den Liefer-Ländern aussieht, ob es dort Umweltbelastungen gibt, die nicht mit Ihrem Wunsch nach gesunder Ernährung übereinstimmen, und ob die Anbaugebiete sich in der Nähe von Industriegebieten befinden, in denen erfahrungsgemäß die Umweltbelastung und somit auch die Werte in Ihrer Nahrung höher ausfallen.

Pestizide

Ständig liest und hört man nur, „Kauft Bio, ernährt euch Bio, esst Bio, lebt Bio!". Und ja, es macht einen Unterschied, ob man „normale" Lebensmittel besorgt oder diejenigen, die mit einem Bio-Siegel versehen sind. Zumindest, wenn man es auf die Menge rechnet, die Sie zukünftig an Obst und Gemüse zu sich nehmen sollten, ist der Unterschied deutlich. Sicherlich benutzen auch Bio-Bauern noch Düngemittel und Pestizide, allerdings sind diese dank der relativ neuen Vorschriften weniger schadstoffbelastet. Achten Sie also auch darauf, dass Sie die Lebensmittel vor dem Verzehr gut reinigen – und schälen Sie nur Obst- und Gemüsesorten, deren Schale ungenießbar ist. In vielen Hüllen befinden sich wichtige Ballaststoffe und Vitamine, die Sie sich und Ihren Lieben nicht vorenthalten sollten, beispielsweise bei Äpfeln und Birnen. Auch bei

Gemüsegurken wird oftmals das Schälen empfohlen, die Schale sei für manche Menschen schlecht verträglich. Oftmals ist es jedoch das Kerngehäuse, das Menschen Probleme bei der Verdauung bereitet. Testen Sie es ruhig einmal aus, lassen Sie die Schale an der Gurke und entfernen Sie das weiche Material in der Mitte der Gurke stattdessen.

Pestizide wirken sich negativ auf die Fertilität aus und beeinflussen das Zellwachstum. Auf diese Weise sorgen Sie für die Entstehung von Krebs und schaden der Kindesentwicklung bereits im Mutterleib.

Weichmacher

Weichmacher sind Stoffe, die sowohl Gummi als auch Kunststoffe geschmeidiger machen. Dies ist für manche Produkte durchaus sinnvoll, damit diese langlebiger sind, beispielsweise für Gummidichtungen von Waschmaschinen oder in der Automobilindustrie. Aber sie finden auch vielfach Verwendung bei Kleidung, Trinkflaschen und Brotdosen und vor allem in Kinderspielzeug. Das ist in Ordnung, wenn die Kinder groß genug sind und sich nach dem Spielen die Hände waschen, was aber ist mit den ganz Kleinen, die noch die ganze Welt mit dem Mund erkunden? Sie sehen das Problem: Kunststoff ist langlebig und besser abzuwischen als Holz, für viele Augen sieht es auch ästhetischer aus, aber ist es das wert? Nun, das obliegt Ihrer Entscheidungsgewalt. Ich kann Ihnen nur raten, darauf zu achten, dass das Spielzeug, die Lebensmittelaufbewahrung und die Trinkflaschen Ihrer Familie – oder was Sie sonst alles benötigen, um sich wohlzufühlen – nicht folgende Stoffe enthalten:

- DEHP (ist für Kinderspielzeuge verboten, allerdings noch oft in PVC-Bodenbelägen zu finden) und die anderen Phthalate (BBP, DBP und DINP), besonders nicht in Kombination. Diese wirken im Körper ähnlich wie Hormone und richten damit teils großen Schaden an, vor allem bei Frauen.
- Polycarbonat (für die Herstellung von Babyflaschen bereits verboten)
- Bisphenol (vor allem Bisphenol A)
- Für mehr Informationen, auch zu anderen schädlichen Stoffen, die hier leider den Rahmen sprengen würden, informieren Sie sich gern in der „Liste der für eine Zulassung infrage kommenden, besonders besorgniserregenden Stoffe“, kurz SVHC (https://echa.europa.eu/de/candidate-list-table). Sind Sie nicht sicher, welche Mittel genutzt wurden, informieren Sie sich beim Hersteller, dieser ist verpflichtet, Ihnen die genutzten Mittel zu offenbaren. Dies lohnt sich besonders bei Bodenbelägen, Kleidungsstücken (besonders, wenn diese direkt auf der Haut getragen werden) oder auch bei Mobiliar und Autointerieur (auch Lacke und Farben sind mit Zusätzen versehen).
- Grundsätzlich kann ich Ihnen raten, Gegenstände, die für Sie unangenehm riechen, im Regal liegen zu lassen. Es

sind oftmals stark flüchtige Stoffe, die an die Umgebung abgegeben werden und dann auch über die Atemwege in den Körper gelangen.

Feinstaub, Ozon und Stickoxide

Feinstaub ist nicht nur ein Nebenprodukt bei Bauarbeiten, auch in Abgasen findet sich dieser ausgesprochen schädliche Stoff. Er ist mit bloßem Auge nur in großen Mengen zu erkennen, blockiert jedoch schnell die Atemwege aufgrund seiner verhältnismäßig großen Partikel. Für zahlreiche Fachleute steht eine Feinstaubbelastung in direktem Zusammenhang mit diversen Krebsarten. Dazu sollte gesagt sein, dass das Rauchen einer Zigarette in etwa der Belastung eines 48-stündigen Aufenthaltes an einer großen, viel befahrenen Kreuzung entspricht und dass auch das Grillen mit Holzkohle oder Lager- und Kaminfeuer eine Gefahrenquelle sind.

Wohngifte

Neben Umweltgiften spielen auch Giftstoffe in unseren Wohnräumen eine wichtige Rolle. Sauerstoff ist wichtig für den gesamten Körper, aber nicht nur deswegen sollten Sie sich stets in gut belüfteten Räumen aufhalten. Wenn Sie beispielsweise in einem Großraumbüro arbeiten, liegt dort vermutlich ein Teppich, um die Akustik möglichst geräuscharm zu halten. Doch dieser Teppich und die Atemluft von Ihnen und Ihren Kollegen „verschmutzen" die Luft. Noch schlimmer wird es, wenn Sie mit einer

Klimaanlage arbeiten, die vielleicht schlecht gewartet ist. Dann sind Sie zusätzlich einem Herd von Bakterien und Viren ausgesetzt. Glücklicherweise ist heutzutage der Anteil der Asbest-Belastung in Wohn- und Arbeitsräumen fast vollständig beseitigt und nur noch in sehr alten Gebäuden zu finden, die meist sanierungsbedürftig sind. Trotzdem sind Gifte wie Schimmelsporen ein wichtiges Thema, wenn es um das korrekte, gesunde Raumklima geht. Aber auch bestimmte andere Baumaterialien, wie Holzschutzmittel oder Glaswolle, können eine Belastung für Ihre Lungen und damit für Ihre gesamte Gesundheit darstellen.

Es gibt diverse Möglichkeiten, auf Schadstoffe in Ihren privaten Wohnräumen zu prüfen. Auch eine Beratung in Ihrem Bauamt oder Umweltamt kann Ihnen diesbezüglich weiterhelfen, falls Sie Sorgen wegen Ihrer Kältedämmung oder Ähnlichem haben. Vorsorglich können Sie jedoch in jedem Fall regelmäßig, am besten einmal morgens und einmal abends, Ihre Wohnung vollständig durchlüften. Öffnen Sie die Fenster dafür am besten ganz, da sonst sehr schnell Kältebrücken entstehen, an denen sich Kondenswasser sammeln kann, welches Nährboden für Pilze bietet. Im Büro sollten Sie einmal stündlich wenigstens 5 Minuten lang die Fenster auf Durchzug stellen. Sollte es diesbezüglich Herausforderungen mit Ihren Kollegen geben, wenden Sie sich an Ihre Vorgesetzten. Das stündliche Lüften sollte in jedem Büro als Arbeitsanweisung gelten, auch in den kalten Jahreszeiten. Sauerstoff ist außerdem wichtig für die Gehirntätigkeit. Bei schlechten Arbeitsbedingungen kann also nicht gut gearbeitet werden – falls Ihr Vorgesetzter fragt, warum Sie gern lüften.

Die Aufnahme der meisten genannten Umweltgifte lässt sich nicht gänzlich vermeiden, da diese sich nun einmal in unserer Umwelt befinden. Aber Sie können regelmäßig bei Ihrem Hausarzt/Ihrer Hausärztin ein großes Blutbild machen lassen, um die Werte zu überprüfen, und auch in regelmäßigen Abständen Fastenkuren oder Entgiftungen vornehmen, um bereits vorliegende Vergiftungserscheinungen zu dezimieren. Zusätzlich ist es ratsam, so oft es geht in möglichst unberührter Natur zu verweilen. Einerseits ist dies heilsam für die Seele, andererseits ist dort die Belastung geringer als in der Wohnung oder in der Stadt. Im Allgemeinen gilt, dass in den meisten Bereichen Deutschlands und auch in den meisten umliegenden Ländern die Schadstoffbelastung unterhalb der gesetzlichen Grenzwerte liegt. Nun werden die Grenzwerte allerdings von Tierversuchen, vor allem an gesunden Tieren, abgeleitet. Damit kann keine schädliche Wirkung auf die geistige Leistung von Menschen, insbesondere von Kindern, gemessen werden, die in manchen Fällen allerdings aller Wahrscheinlichkeit nach vorliegt. Außerdem werden keinerlei Vorerkrankungen, kaum gemischte Umweltbelastungen oder genetische Dispositionen berücksichtigt. Anders gesagt: Ein Mensch, der kerngesund ist, wird höchstwahrscheinlich keine spürbaren Auswirkungen durch eine „normale“ Belastung mit Umweltgiften verspüren. Wenn nun dieser Patient allerdings einmal eine schwere Lungenentzündung überstanden hat, ist die Wahrscheinlichkeit sehr hoch, dass er durch die Belastung mit Umweltgiften aus der Luft oder jenen im Allgemeinen, welche die Lunge und die Atemwege angreifen, zukünftig häufiger an einer Atemwegserkrankung leidet, als er es ohne die Belastung durch Umweltgifte täte. Gleiches gilt für die genetische Disposition von Myomen, die aufgrund der Ernährung von hormonellem Ungleichgewicht, besonders durch bestimmte Weichmacher, gefördert werden können.

Erkenntnisse für Behandlungsansätze

In den vorangegangenen Kapiteln haben Sie zahlreiche Erkenntnisse über die Vorgehensweise der Schulmedizin erhalten. Nun soll es darum gehen, abseits der ärztlichen Behandlung und auf natürlichem Weg Ihren Körper wieder in ein Myom-freies Gleichgewicht zu bringen. Manch eine Leserin – vielleicht auch manch Leser – wird sich fragen, zu welchem Zweck dies dienlich sein sollte, wenn doch die Schulmedizin eigentlich alle Optionen anbietet, Myome zu entfernen. Nun, die Antwort ist einfach: Die schulmedizinischen Methoden sind zwar meist sehr effektiv, die Nebenwirkungen und Folgen sind jedoch für viele Frauen nicht tragbar. Wie Sie wissen, wird zumeist auf eine Entfernung der Gebärmutter zurückgegriffen oder auf Methoden, die die Fruchtbarkeit einschränken, eine Schwangerschaft von ihrem natürlichen Verlauf abhalten oder mittels künstlich zugeführter Hormone auch unerträgliche, zusätzliche Beschwerden auslösen können. Die meisten dieser Maßnahmen versprechen jedoch keine endgültige Heilung oder hinterlassen eine Frau, die sich mit psychischen Problemen auseinandersetzen muss.

Selbst die stärksten Frauen kämpfen nach einer Hysterektomie mit einer Identitätskrise, da die naturgegebene Identität – die der Mutter, der gebärenden, fruchtbaren Frau – nicht mehr gegeben ist. Sofern Ihre Fruchtbarkeit derzeit durch ein Myom eingeschränkt ist oder Ihr Kinderwunsch aus anderen Gründen unerfüllt ist, werden Sie um dieses Gefühl wissen. Auch Frauen, die lange Jahre keinen Kinderwunsch hegten und nun ohne Gebärmutter weiterleben müssen, haben oftmals ein Gefühl der Leere in sich, mag es auch noch so klein sein. Es geht vielleicht nicht darum, dass Sie Kinder möchten, aber Ihnen wird auch die Chance genommen, das Gefühl dieses Wunders zu erleben. Auch Frauen, die bereits Mütter sind und vielleicht mit der Familienplanung abgeschlossen haben, empfinden es als belastend, nicht mehr die Möglichkeit zu haben, ihren Kindern doch noch ein Geschwisterchen zu schenken. Nur ein geringer Prozentsatz der Damen, die einer Hysterektomie unterzogen wurden, hat keinerlei emotionale Herausforderungen nach einem solch schwerwiegenden Eingriff.

Daher ist es mir wichtig, dass Sie Wege kennenlernen, ohne negative Nebenwirkungen und operative Eingriffe Ihre Myome zu verringern oder sogar ganz zu heilen. Bevor wir zu den Tipps und Anleitungen kommen, wollen wir uns unseren wundervollen Körper noch einmal genau betrachten. Auf diese Weise werden Sie verstehen, wie das Gleichgewicht innerhalb des Körpers entsteht und wieso das Gleichgewicht so wichtig für einen gesunden Körper ist.

STEIGERUNG DER EIGENEN VITALITÄT

Wer krank ist, sei es eine Erkältung, ein grippaler Infekt, eine psychische Erkrankung, Schmerzen irgendeiner Art, Stress oder lebensbedrohliche Erkrankungen wie Krebs, der weiß, wie erschöpfend das ist. Wenn Sie einmal versucht haben, in nicht gesundem Zustand einen Arbeitstag bis zum Ende durchzustehen, oder wenn Sie auch nur mit Kopfschmerzen trotzdem mit Ihren Kindern in den Zoo gefahren sind, weil Sie es versprochen hatten: Es ist furchtbar anstrengend. Nun sind dies Situationen, die man gelegentlich durchstehen muss. Manchmal geht es nicht anders und der Körper muss sich nach unseren Plänen richten. Aber das darf nicht immer so sein und sollte stets eine absolute Ausnahme bilden. Wenn Sie bereits an

Myomen leiden und dadurch starke Regelschmerzen haben, dann wissen Sie, wie träge es macht. Man kann doch in der heutigen Zeit nicht fünf Tage im Monat ausfallen, weil die Gebärmutter krampft – wir denken vermutlich alle so, ebenso wie unsere Arbeitgeber. Selbst, wenn Sie sich für diesen Zeitraum von der Arbeit befreien können, ist es dennoch anstrengend genug, überhaupt seinen Alltag zu bestreiten. Regelschmerzen können Frauen stunden- und sogar tageweise niederstrecken. Hinzu kommt der erhöhte Blutverlust, der das Denken behindert und die Konzentration einschränkt. Der Schlaf wird schlechter, weil man sich nicht so hinlegen kann, wie man gern möchte, bei starker Blutung kommt noch die dauerhafte Sorge dazu, es könnte etwas daneben gehen. Von Vitalität kann also auch einige Tage danach kaum die Rede sein.

Zusätzlich kommen hormonelle Schwankungen dazu, die traurig oder wütend machen, vielleicht noch das prämenstruelle Syndrom mit Kopf- und Rückenschmerzen – alles in allem ist mindestens ein Viertel des Monats für die Katz, wenn die Monatsblutung mit Nebenwirkungen daherkommt. Oftmals passieren in dieser Zeit noch kleinere Streitigkeiten mit dem Partner, Übelkeit oder Heißhungerattacken, Hautunreinheiten und so weiter – Sie kennen das wahrscheinlich. Wer schwerwiegende Probleme mit der Periode hat, hat viel zusätzlich zu allem anderen zu tun. Die Kräfte schwinden somit schnell dahin. Der Elan ist für einen längeren Zeitraum abwesend, vielleicht bleibt wegen mangelnder Konzentration auch etwas Arbeit liegen, an die Erfüllung der Aufgaben im Haushalt ist mit Unterleibsschmerzen kaum zu denken und stetig Schmerzmittel einzunehmen, macht weder die Haut schön noch entlastet es die inneren Organe oder das Gewissen sich selbst gegenüber.

Dies kann eine Spirale nach sich ziehen: Frau wird zusätzlich gestresst, weil sie zu dieser Zeit nicht ihr übliches Pensum erreicht. Die folgenden Nächte werden von Sorgen überschattet, frau steht unausgeschlafen auf, bekommt Kopfschmerzen, kann nicht richtig arbeiten, bekommt schlechte Laune, streitet sich mit den Liebsten, schläft nicht richtig ... und die Lebensqualität und das Wohlbefinden leiden. Aber auch, wenn diese Spirale nicht entsteht, geht ein wichtiger Teil der Lebensqualität durch Myome verloren – selbst dann, wenn Sie vielleicht keine Symptome haben, aber wissen, dass Myome in Ihrer Gebärmutter wachsen. Oft kommt die Sorge ohne Vorwarnung oder man kann an kaum etwas anderes denken. Daher ist es von enormer Bedeutung, die Lebenskraft aufzufrischen oder zurückzugewinnen. Der Schatten, den dieses kleine Myom wirft, ist leider viel größer als erwartet.

Für einen Teil dieser Lebenskraft sollten Sie Ihre Sorgen von der Seele schreiben. Wenn Sie wegen eines schlechten Tages oder Schmerzen jemanden ungerecht behandelt haben, entschuldigen Sie sich und erklären, dass es Ihnen besonders leidtut, weil es nichts mit der anderen Person zu tun hatte oder Ihre Reaktion vollkommen überzogen war. Erleichtern Sie diesbezüglich Ihr Gewissen. Wenn Sie eine Verabredung nicht so wahrnehmen können, wie diese geplant war, machen Sie statt einer reinen Absage einen alternativen Vorschlag. Ihre Kinder wollten am Wochenende mit Ihnen ins Schwimmbad, aber wegen der Myome haben Ihre Tage früher begonnen? Bitten Sie Ihren Partner, eine Freundin oder eine Mutter der Freunde Ihrer Kinder, dieses Mal für Sie einzuspringen, und erklären Sie Ihren Kindern die Umstände bestmöglich.

Das alles trifft nicht auf Sie zu? Dann sind Sie zu beneiden und ich hoffe, dass es so bleibt. Aber auch Sie können etwas für sich tun: Nehmen Sie sich Zeit, um etwas zu tun, wonach Ihnen der Sinn steht. Verwöhnen Sie sich mit einem Fußbad, einer Massage, lesen Sie ein neues Buch oder beginnen Sie ein neues Hobby – bereiten Sie sich selbst eine Freude. Glückshormone sind die beste Therapie, wenn es um mangelnde Vitalität geht, davon kann es nicht genug geben.

Das ist aber nicht nur für Ihr Wohlbefinden rund um Ihren Zyklus notwendig, sondern auch im Allgemeinen. Lebenskraft ist wichtig für den gesamten Körper. Wer ausgeschlafen ist, fühlt sich nicht gesünder, er/sie **ist** gesünder. Das Immunsystem kann besser arbeiten, wenn der Körper ausgeruht ist. Mutierende Zellen, Viren, Bakterien, alle Krankmacher werden besser beseitigt als in einem unausgeschlafenen Körper. Gleiches gilt für seelische Belastungen. Diese verursachen negative Gedanken, die uns emotional und mental herunterziehen, weitere negative Gedanken hervorrufen und den ganzen Körper schwächen. Denken Sie daher positiv und lösen Sie sich von emotionalem Ballast.

Falls es Ihnen an „den schönen Dingen des Lebens mangelt", üben Sie sich in Achtsamkeit. Beginnen Sie, ganz alltägliche Dinge bewusst zu tun. Nehmen Sie Ihre Mahlzeit sehr bewusst zu sich, kauen Sie in aller Ruhe, erfühlen Sie die Konsistenzen, das Aroma, die Temperatur – und genießen Sie es. Laufen Sie öfter barfuß in der Wohnung, wenn Sie können, auch im Garten, und fühlen Sie den Untergrund. Ertasten Sie Obst mit geschlossenen Augen und riechen Sie daran. Nehmen Sie sich die Zeit und lauschen Sie bewusst der Natur oder einem klassischen – oder für Sie entspannenden – Musikstück. Nehmen Sie sich kleine Auszeiten. In diesen können Sie Atemübungen machen oder eine Tasse leckeren Saft oder Tee genießen und freuen Sie sich darüber. Lächeln Sie, nicht nur in sich hinein, sondern auch nach außen. Das wirkt nicht nur freundlicher, sondern erklärt auch Ihrem Gehirn, dass Sie sich gerade in einer positiven Situation befinden – es wird die Ausschüttung der Glückshormone daran anpassen und mit ein wenig Übung sind Sie dann tatsächlich fröhlicher. Schließlich feiern Sie sich selbst. Sie sind wunderbar, Sie bemühen sich um Ihre Gesundheit und sind dabei erfolgreich. Dazu können Sie sich selbst nur beglückwünschen.

„Klingt zu gut, um wahr zu sein, wie soll das funktionieren?", sagen Sie? Wenn Sie sich in den Neuerscheinungen im Bücherregal umsehen, finden Sie diverse Bücher, die ausschließlich davon handeln, den Ballast aus Kindheit und Jugend abzulegen, sich selbst zu finden, besser auf sich und seine Umwelt acht zu geben, alles mit einem neuen, frischen und unvoreingenommenen Blick zu betrachten und sich selbst um eine Vielzahl von Nuancen positiver zu sehen. Bücher über Work-Life-Balance wurden recht schnell von Büchern über die Macht des positiven Denkens und die Bewältigung von Kindheitserfahren abgelöst und halten sich mittlerweile schon einige Zeit länger in den oberen Verkaufszahlen. Weiterhin kann ich Ihnen nur empfehlen, alles einmal auszutesten. Wenn Sie das Leben mit strahlenden Augen betrachten, werden Sie definitiv klarer sehen – versprochen!

DEN KÖRPER GANZHEITLICH STÄRKEN

Die Schulmedizin wird sich leider nur auf Ihre Myome beschränken und diese behandeln. Das funktioniert oftmals, aber dass die Myome nach einer Operation zurückkehren, ist nicht weiter verwunderlich, wenn doch so viele verschiedene Umstände ursächlich für deren Entstehung sein können. Oftmals schlagen Hormonbehandlungen auch nur dann an, wenn Sie zusätzlich andere Maßnahmen ergreifen, die Ihr Hausarzt/Ihre Gynäkologin Ihnen vielleicht nicht genannt hat. Wie Sie an den Ursachen sehen konnten, ist aber meist nicht nur der eine Faktor an der Entstehung der Myome beteiligt, sondern eine unglückliche Zusammenkunft diverser Umstände. Vielleicht sind Sie genetisch vorbelastet, leben in der Nähe eines Industriegebiets oder genau neben einem Feld, auf dem mit Pestiziden gearbeitet wird – und schon sind Sie mehreren Faktoren ausgesetzt, die ein Skalpell oder eine Tablette nicht ändern können.

Es ist Ihr Lebenswandel, es sind Ihre Lebensumstände, die ebenfalls daran beteiligt sind, wie gesund Ihr Körper ist. In der Ayurveda-Schule und der Traditionellen Chinesischen Medizin wird immer davon gesprochen, dass der Körper insgesamt im Gleichgewicht sein muss, sogar mit dem Geist. Stimmt ein Teil des Körpers nicht, wird er sein Ungleichgewicht auf andere Teile übertragen

– in der ostasiatischen Heilkunst ist in diesem Fall bereits von Krankheit die Rede.

Aber wie behandelt man einen Körper ganzheitlich? Nun, um das Gleichgewicht wiederherzustellen, hilft es, ohne näher auf die verschiedenen komplementärmedizinischen Methoden einzugehen, ein ausgeglichenes Leben zu führen. Vergessen Sie die Work-Life-Balance an dieser Stelle. Sie arbeiten, um zu leben. Haben Sie diesbezüglich ein anderes Empfinden, wechseln Sie Ihre Arbeitsstelle, denn niemand gibt Ihnen die Lebenszeit zurück, wenn Sie den Großteil Ihres Lebens mit einem Job zubringen, der Sie nicht erfüllt. Bei der ganzheitlichen Behandlung des Körpers geht es um innere Ausgeglichenheit, die Entsorgung von körperlichem und seelischem Ballast, um ausgewogene, gesunde Ernährung und um Bewegung. Unser Körper wurde von der Natur geschaffen, um so viel jagen zu gehen (gleichbedeutend mit Arbeit), dass ausreichend Nahrung und Kleidung vorhanden war. Außerdem sind wir Menschen dafür gemacht, viel an der frischen Luft und vor allem beweglich zu sein – und oft in Gesellschaft. Sicherlich mag besonders Letzteres seit Beginn des Jahres in vielen Fällen schwierig sein, aber wir alle sind über das Internet miteinander verknüpft, es gibt Video-Telefonie und soziale Medien, auf denen man sich mit anderen austauschen kann. Nutzen Sie jede Gelegenheit zu einem guten Gespräch, unabhängig davon, ob es Small Talk oder tiefenpsychologische Analysen sind. Veranstalten Sie regelmäßige Spielabende mit Freunden und/oder Familie oder genießen Sie gemeinsam Filme oder Essen, das fördert nicht nur Ihr Wohlbefinden, sondern trainiert Sie auch in den Soft Skills, die von immer höherer Bedeutung sind.

Um den Körper zu stärken, beginnen Sie am besten bei Ihrem Verdauungssystem: Machen Sie eine kleine, leichte Kur zu Beginn, besonders dann, wenn Sie gesundheitlich angeschlagen sind, sollten Sie damit vorsichtig umgehen und gegebenenfalls einen Arzt zurate ziehen. Mit einer leichten Kur meine ich, dass Sie erst einmal Ihre Trinkgewohnheiten beobachten und umstellen: Verzichten Sie für wenigstens einen Monat gänzlich auf Alkohol, trinken Sie mehr Tee als Kaffee sowie stilles Wasser (aus Glasflaschen) und frische Säfte. Das allein ist bereits für viele eine immense Umstellung, die erst einmal eingeübt werden muss. Ich selbst habe lange mit mir gerungen, bis ich endlich das letzte Glas gezuckertes Erfrischungsgetränk gegen absolut zuckerfreie Alternativen ausgetauscht hatte. Sie werden bereits nach weniger als einer Woche eine Veränderung in Ihrem Wohlbefinden bemerken, vielleicht sogar in Ihrem Hautbild.

Wenn sich Ihr Trinkverhalten soweit eingependelt hat, legen Sie an einem Tag in der Woche einen Rohkost-Tag ein. Es gibt wunderbare Rezepte mit Zitrusfrüchten in grünem Salat, Smoothies mit Banane und Grünkohl oder anderen, neuen und frischen Kombinationen, die Ihnen diesen Tag jede Woche als neues Abenteuer gestalten. Im Grunde ist es sinnvoll, wenn Sie Ihre Ernährung nach und nach umstellen, so ist die Gewöhnung leichter. Es empfiehlt sich, mit einem Tag in der Woche zu beginnen, an dem Sie so viel wie möglich „richtig“ machen. Der psychologische Effekt dahinter ist, dass Sie sich einen Tag aussuchen, an dem Ihnen die Umstellung möglichst wenige Unannehmlichkeiten bereitet. Haben Sie es erst einmal geschafft, diesen einen Tag in Ihr Leben zu integrieren, werden Sie schnell merken, dass sich diese Angewohnheit auch an anderen Tagen einschleift. Sie werden nahezu automatisch regelmäßiger gesundes Essen kaufen, mehr Wasser, Tee oder Saft trinken und sich mehr bewegen. Bewegen? Ja, denn zu einem „perfekten Gesundheitstag“, Sie dürfen diesen auch gern „Mein lebensbejahender Tag“ nennen, gehört auch, dass Sie auf Rolltreppen und Fahrstühle, nach Möglichkeit sogar auf motorisierte Fortbewegungsmittel, verzichten und/oder ins Fitnessstudio oder zum Schwimmen gehen.

Ich empfehle Ihnen eine schrittweise Umstellung der Ernährung daher, weil besonders bei vorbelasteten Patienten eine radikale Diät, eine Fastenkur oder andere drastische Ernährungskonzepte gesundheitliche Probleme darstellen können. Somit ist es ratsam, nur nach und nach kleinere Veränderungen vorzunehmen, um dem Körper die negativen Ess- und Bewegungsgewohnheiten zu entziehen. Wenn Sie bereits einmal den Neujahrsvorsatz, regelmäßig zum Sport zu gehen, kurzzeitig durchgesetzt haben, wissen Sie, wie schwer es ist, nach dem ersten Muskelkater wieder hinzugehen. Beginnen Sie daher langsam, machen Sie sich einen Plan der nächsten Wochen, an welchen Tagen Ihnen eine Ernährung mit Rohkost gut gefällt und auch zeitlich in die Planung passt. Wenn Sie zum Kaffeetrinken verabredet sind, bestellen Sie einen Tee oder einen Saft.

Wenn Sie bisher jeden Abend vor dem Fernseher saßen, knabbern Sie statt Schokolade, Eis oder Chips Nüsse oder etwas Obst mit Quark (ohne zusätzlichen Zucker, nutzen Sie stattdessen einen Teelöffel Honig, wenn es nicht anders geht). Überlegen Sie, welche negativen Angewohnheiten Sie im Alltag haben. Auf welche Zigarette können Sie verzichten oder welche können Sie wenigstens verschieben? Wann sind Sie besonders gestresst und greifen zu fertigen Lebensmitteln? Vielleicht können Sie stattdessen an anderen Tagen etwas vorbereiten und Ihr „Fertigessen" auf diese Weise gesünder gestalten. Hinterfragen Sie Ihren Alltag und beginnen Sie, kleine Dinge zu ändern, um eine große Wirkung zu erzielen.

ZUSAMMENHÄNGE VON ERNÄHRUNG, SÄURE-BASEN-GLEICHGEWICHT UND GESUNDHEIT

Wir haben das Thema zum Säure-Basen-Gleichgewicht bereits kurz angeschnitten. Sie erinnern sich sicherlich an die irritierende Aussage, dass die säurehaltigen Zitrusfrüchte im Körper eine basische Wirkung haben. Ich möchte Ihnen nun genauer erläutern, wie sich dieses Gleichgewicht im Körper auswirkt und verhält.

Wer an einer Übersäuerung leidet, wird sich mit der Diagnose Azidose zufriedengeben müssen. Bei akuter Azidose, die bei Verätzung durch giftige Stoffe, Haushaltsreiniger und Ähnliches entsteht, handelt es sich um einen Notfall, der dringend in einem Krankenhaus behandelt werden muss. Auch eine dauerhafte Übersäuerung kann zu einer Veränderung des pH-Wertes im Blut führen, was dann ebenfalls im Krankenhaus behandelt werden müsste. Allerdings ist dieser Prozess so langanhaltend, dass die meisten Menschen schon lange zuvor beim Arzt gewesen sind und es gar nicht erst so weit kommt. Chronische Azidose ist hingegen etwas, das sowohl durch Stoffwechselerkrankungen als auch durch latent falsche Ernährung hervorgerufen werden kann. Die anfänglichen Symptome einer Übersäuerung sind leider nicht sehr vielsagend, denn oftmals gehen diese ohnehin Hand in Hand:

Erschöpfung, Müdigkeit und Konzentrationsschwäche, unreine oder gestresste Haut, spröde Finger- und Fußnägel, stumpfes Haar, Appetitverlust, mangelnde geistige und körperliche Ausdauer, Nackenverspannungen und schmerzende Gelenke.

Diese Symptome gehen oft mit einer falschen Ernährung einher, da es dann allen körpereigenen Systemen an Nährstoffen mangelt. Wenn der Körper sonst gesund ist, setzen diese Symptome schleichend ein, denn der Körper kann viele Nährstoffe ersetzen oder selbst herstellen. Auch die Säuren kann der Körper besonders in der Jugend noch leicht neutralisieren und über die Niere aus dem Körper leiten. Besonders bei Schädigung der Nieren ist eine Übersäuerung dementsprechend sehr wahrscheinlich. Die Säuren werden nicht mehr aus den anderen Organen, der Haut, den Muskeln und Knochen ausgeleitet und neutralisiert, somit wird die Knochenstruktur nach einiger Zeit immer poröser, es kommt möglicherweise zu Knochenbrüchen und Osteoporose.

Die Haut verliert ihre Elastizität, ebenso das Bindegewebe, Wunden heilen langsamer, das Hautbild wird unschön und man neigt zu Cellulite. Das geschwächte Bindegewebe, darunter auch die Faszien, können die Muskeln nicht mehr so gut stabilisieren, die ebenfalls übersäuert sind. Muskelkater entsteht schneller und bleibt länger, allgemein ist mit Muskelschmerzen zu rechnen. Übermäßige Säure im Gehirn behindert die Arbeit der Synapsen und es kommt zu einer Unterfunktion des Kurzzeitgedächtnisses, außerdem ist die Hormonproduktion beeinträchtigt, man neigt zu schlechter Laune und Frustration, oftmals wird man sprunghaft mit der Stimmung. Haare und Nägel werden spröde und stumpf.

Ursächlich für eine Übersäuerung ist grundsätzlich die Ernährung, sofern die Nierenfunktion nicht beeinträchtigt ist. Zwar kommen wir täglich mit zahlreichen Dingen in Kontakt, die den pH-Wert unserer Haut beeinträchtigen, normale Seife hat beispielsweise einen pH-Wert von 8 bis 10, allerdings können derartige Kontakte normalerweise vom Körper ohne Probleme ausgeglichen werden oder schaden der Haut nur partiell, beispielsweise bei exzessivem oder wenigstens übermäßigem Händewaschen und Desinfizieren in gesundheitlichen Berufen. Allerdings ernährt sich die Welt heutzutage im Übermaß von Fleisch, Milchprodukten und Weißmehl, die dem Körper im Übermaß großen Schaden zufügen können. Hinzu kommt, dass sich der moderne Mensch zu wenig bewegt. Viele von uns haben sogenannte sitzende Tätigkeiten, oftmals auch noch solche, die wir nicht besonders mögen. Dies sorgt nicht nur dafür, dass wir nahezu den gesamten Arbeitstag sitzen, sondern auch noch abends, weil wir ausgelaugt sind von der nicht zufriedenstellenden Tätigkeit. Wir sind müde und erschöpft, selten mit dem Gefühl, etwas Sinnvolles getan zu haben. Und anstatt uns nach der Arbeit oder auch davor für eine halbe oder ganze Stunde sportlich zu betätigen, und sei es nur eine große Runde mit dem Familienhund zu gehen oder mit den Kindern fangen zu spielen, setzen wir uns hin, bleiben sitzen und gehen unausgeglichen ins Bett, um schlecht zu schlafen und am nächsten Tag noch unausgeglichener an unseren Arbeitsplatz zurückzukehren. Sie merken schon: Das kann nur böse enden. Richtig, der menschliche Körper ist auf Bewegung angewiesen. Die Muskulatur muss bewegt werden, um mit ausreichend Sauerstoff versorgt zu werden. Unter Sauerstoffmangel produziert diese bei Bewegung nur Milch**säure**. Also sollten wir alle einmal mehr in den sauren Apfel beißen, nicht nur, weil dieser uns viele Vitamine bringt und gut für unseren Zahnschmelz ist, sondern auch, weil er als Basenbildner gilt und der metaphorische saure Apfel bringt uns dann auch noch in Bewegung und sorgt für weniger Säureproduktion innerhalb der Muskulatur – damit ist uns, also Ihnen, dann doppelt geholfen.

Im Übrigen sollten Sie auf die Werte von Urintests keinen Wert legen: Der Urin ist oftmals sauer und nur ein punktueller Wert, der nichts darüber aussagt, ob Sie übersäuert sind oder nicht. Sofern Sie sich nicht bereits vegan ernähren, können Sie zumindest davon ausgehen, dass es Ihnen nur helfen kann, wenn Sie mehr Obst und Gemüse zu sich nehmen. Wie so oft in manchen Bereichen finden die Blut- und Urintests, die wirklich Aufschluss über die Form und das Ausmaß der Übersäuerung geben, sehr selten Anwendung. Daher ist es sinnvoll, wenn Sie, wie bereits im Kapitel zuvor, nur dieses Mal ausschließlich auf Ihre Ernährung bezogen, eine detaillierte Betrachtung vornehmen: Wie setzt sich Ihre Ernährung zusammen?

Wie viel trinken Sie und was trinken Sie? Ich hatte einen Kollegen, der hat den ganzen Tag nur Kaffee oder Energydrinks zu sich genommen, also Zucker und Koffein, das endete oft mit Sodbrennen und ein wirklich fröhlicher Zeitgenosse war er auch nicht. Trinken Sie pro Tag auch genug Wasser, stilles Wasser oder Kräutertees? Oder können Sie wenigstens auf die Milch im Kaffee verzichten? Wie oft in der Woche essen Sie Fleisch, wie viel davon und welches Fleisch? Das Wurstbrot und der Schinken im Rührei zählen auch! Verzichten Sie an wenigstens drei, besser an vier Tagen in der Woche auf Fleisch und besonders auf Wurstwaren.

Es gibt ausgezeichnete vegetarische und vegane Brotaufstriche aus verschiedenen Gemüse- und Pilzsorten. Verwechseln Sie dies nicht mit dem Rohkost-Tag von vorhin, dabei geht es um rohe Kost, hier geht es um Fleisch-Verzicht zugunsten von Gemüsesuppen, Eintöpfen und Obstsalat, aber auch Nüsse ergänzen hierbei Ihre Ernährung ganz hervorragend. Übrigens kann man aus sehr fein gehackten Nüssen auch eine hervorragende Fisch-Panade machen und dadurch auf Käse verzichten, der als besonders vehementer Säurebildner an dieser Stelle enttarnt werden soll. Sie werden im nächsten Kapitel Details über die Säure- und Basenbildner erhalten, um Ihren Ernährungsplan genauer unter die Lupe nehmen und besser umstellen zu können.

Sicherlich können Sie zusätzlich Präparate einnehmen, die Ihren Säure-Basen-Haushalt stabilisieren, dies sollte allerdings erst geschehen, wenn Sie sehr stark übersäuert sind und dieses Ungleichgewicht nicht mehr durch reine Ernährungsumstellung auszugleichen ist.

Um Ihre Ernährung einschätzen zu können, folgt eine Liste der Lebensmittel, die Sie bei dem Verdacht auf Übersäuerung und dem Wunsch, dieser präventiv entgegenzuwirken, vermehrt zu sich nehmen sollten:

Säureneutralisierende Wirkung im Körper		Neutrale oder schwach säure-neutralisierende Wirkung im Körper
Ananas	Mangold	Ananassaft
Anis-Tee	Meerrettich	Apfelessig
Apfel und Apfelsaft	Melisse	Balsamico
Aprikose	Möhren und Karottensaft	Bratkartoffeln
Artischocke	Muskatnuss	Brokkoli
Aubergine	Nelken	Buchweizenmehl
Bärlauch	Oregano	Butter
Banane	Pastinake	Buttermilch
Basilikum	Pellkartoffeln	Eisbergsalat
Birne	Petersilie	Frischkäse
Blumenkohl	Petersilienwurzel	Früchtetee (ungesüßt)
Bohnen (grün)	Pfefferminz-Tee	Grapefruit und Grapefruit-Saft (kontraindiziert mit ESMYA)
Brombeeren und Brombeersaft	Pfirsich und Pfirsichsaft	Grüner Tee
Brunnenkresse	Radicchio	Gurke
Chicorée	Radieschen	Heidelbeeren
Chili	Rettich	Hirse
Datteln (frisch)	Rote Bete	Honig
Dill	Rotkohl	Kakao
Endivien	Rucola	Kefir
Erdbeere	Salbei-Tee	Kirschsaft
Esskastanie	Sanddorn	Kräutertee
	Salzkartoffeln	
	Schafgarbe (Tee)	

Estragon	Schnittlauch	Lauch
Feigen	Sellerie	Lein-Öl
Feldsalat	Sojamehl Sojabohnen	Limone
Fenchel und Fencheltee, auch mit Kümmel	Sprossen	Molke
Galgant	Spinat	Naturjoghurt
Ghee (geklärte Butter)	Stachelbeere	Oliven und Olivenöl
Grünkohl	Thymian	Orange und Orangensaft
Himbeere und Himbeersaft	Tomaten und Tomatensaft	Paprika
Ingwer	Topinambur	Pilze
Johannisbeere	Vanille	Raps-Öl
Kirsche	Wasser (Mineralwasser)	Schwarzwurzeln
Kohlrabi	Weintrauben	Sojamilch
Kopfsalat	Weißkohl	Sonnenblumenkern-Öl
Kürbis	Wildkräuter	Spargel
Kurkuma	Wirsing	Tofu
Lindenblüten-Tee	Zimt	Wasser (still)
Lorbeerblätter	Zucchini	Wassermelone
Majoran		Zitrone
Mandel		Zwiebeln

Hilfe zur Selbsthilfe

Sie haben schon einige Tipps erhalten, wobei es erst einmal hauptsächlich darum ging, dass Sie Ihr eigenes Verhalten beobachten und analysieren. Sind Sie gestresst? Wenn ja, wann, in welcher Situation und wie reagieren Sie darauf? Wie ist die Gewichtung von Fleisch, Obst, Gemüse und so weiter innerhalb Ihrer Ernährung? Wie sieht Ihr Trinkverhalten aus? Nun wollen wir uns im Detail ansehen, welche Maßnahmen Sie speziell zur Vorbeugung, Behandlung oder zur Vorbereitung auf eine Operation treffen können – immerhin sind wir nach diesem Exkurs über ganzheitliche Gesundheit dennoch beim Thema „Myome selbst behandeln". Genau dies wollen wir nun angehen.

Als Unterstützung für die folgenden Behandlungen können Sie gern jederzeit eine Naturheilpraxis oder

Praxen der anderen Kategorien aufsuchen oder sich bei Ihrem Hausarzt/Ihrer Hausärztin informieren. Ich kann Ihnen hier leider keine individuelle Beratung zukommen lassen, sondern bin darauf angewiesen, mich allgemein zu halten. Besonders in Fällen, in denen Sie derzeit noch einen verhältnismäßig ungesunden Lebensstil mit zahlreichen Fertigprodukten pflegen, kann ein fachlicher Beistand helfen, einen Ernährungsplan aufzustellen, Sie dabei unterstützen, die nachfolgenden pflanzlichen Wirkstoffe korrekt dosiert einzunehmen oder Ihnen weitere Alternativen aufzeigen, die nicht in allen Fällen hilfreich sind. Besonders im Fall der homöopathischen Behandlung kann ich Ihnen in jedem Fall nur zu einem Besuch in einer Praxis raten.

Als Alternative ist es auch hilfreich, Familie und/oder Freunde einzubeziehen. Ähnlich wie beim Sport kann auch bei der Umstellung der Lebensweise ein Partner helfen, der Sie motiviert, Ideen mit Ihnen austauscht oder Ihnen an Ihrem Rohkost-Tag Gesellschaft beim Essen leistet, wenn die Kinder einen Ausflug in den Schnellimbiss machen. So oder so sollten Sie sich jemanden zur Seite stellen, damit Sie die Umstellungen und vor allem die Sorgen wegen der Myome nicht allein durchleben müssen. Erfahrungsgemäß können Männer die Probleme nicht gut nachvollziehen, insbesondere die Angst vor einer Hysterektomie. Daher empfehle ich Ihnen, sich eine Freundin mit ins Boot zu holen. Sollte Ihnen dies unangenehm sein, können Sie die Anonymität des Internets aufsuchen und sich in zahlreichen Foren mit anderen Betroffenen austauschen. Auch finden Sie dort immer wieder neue Rezepte, Erfolgsgeschichten und anderes, das Ihnen hilft, nicht den Mut zu verlieren und sich schon bald wieder besser zu fühlen.

NAHRUNG ALS BASIS FÜR EINEN GESUNDEN KÖRPER

Einige grundlegende Informationen haben wir bereits gesammelt:

→ Trinken ist besonders wichtig. Es sollten wenigstens 2 Liter stilles Wasser, ungesüßte Kräutertees oder Säfte sein, die Sie zu sich nehmen. Raucher dürfen noch einen halben bis ganzen Liter mehr trinken, um möglichst viel der Gifte schnell wieder aus den Zellen und dem Körper zu spülen. Auch bei Magen-Darm-Erkrankungen, Harnwegsinfektionen oder grippalen Infekten sollte mehr getrunken werden, da der Körper hierbei entweder mehr Wasser verliert oder das Durchspülen der Organe hilfreich für eine schnelle Heilung sein kann.

→ Ersetzen Sie Milchprodukte, so gut es geht. Die Entwicklung hängt in jedem Fall mit hormonellen Dysbalancen zusammen, verzichten Sie daher so oft es geht auf Milchprodukte und Eier, denn diese sind gefüllt mit tierischen Hormonen, Milchprodukte sogar mit Schwangerschaftshormonen. Zusätzlich sind nahezu alle Milchprodukte Säurebildner innerhalb des Körpers, wodurch Ihnen auch nicht geholfen wird.

→ 80 % Ihrer Ernährung sollten pflanzlich sein, dabei nach Möglichkeit aus biologischem Anbau, am besten frisch und nicht in Kunststoff verpackt vom Wochenmarkt, damit helfen Sie nicht nur der Wirtschaft Ihrer Region, sondern auch der Umwelt und sich selbst.

→ Nutzen Sie die Vollkorn-Varianten von Getreideprodukten. Diese haben nicht nur mehr Ballaststoffe und sorgen damit für langanhaltende Sättigung und einen stabilen Blutzuckerspiegel, sondern sind auch für den Säure-Basen-Haushalt von großem Vorteil.

→ Ernähren Sie sich so oft es geht von unveränderten Lebensmitteln. Je weiter Produkte denaturiert sind, besonders Obst und Gemüse, desto weniger hilfreich sind diese für Ihren Körper. Langkettige Kohlenhydrate werden bei der Zubereitung bereits gespalten, sodass wichtige Ballaststoffe verloren gehen.

→ Essen Sie bewusst und langsam: Erwiesenermaßen beginnt der Verdauungsprozess bereits beim Kauen. Kauen Sie daher jeden Bissen gründlich. Dies erleichtert nicht nur die Verdauung und sorgt dabei für weniger Beschwerden wie Völlegefühl, Blähungen und andere, unangenehme Begleiterscheinungen, sondern es verringert sogar die Gewichtszunahme durch die Mahlzeit. Wenn Sie also zusätzlich noch das eine oder andere Pfund purzeln sehen möchten, nehmen Sie sich Zeit für Ihre Mahlzeiten – sowohl bei der Zubereitung als auch beim Speisen selbst.

→ Verzichten Sie auf Radikal-Diäten. Während dieser drastischen Nahrungs-Entzüge, egal, welcher Art diese sind, bekommt der Körper quasi „Angst“ vor Mangelerscheinungen und wird so viele Fette, Zucker und andere Stoffe wie möglich speichern, um zukünftig für eine Diät gewappnet zu sein.

→ Achten Sie auch darauf, was Sie sonst „zu sich nehmen“: Vergessen Sie das Rauchen, dies haben Menschen im letzten Jahrhundert gemacht, um das Hungergefühl zu besiegen, das ist für Sie nicht notwendig: Sie haben genug Nahrung zur Auswahl. Atmen Sie bewusst und nach Möglichkeit in freier Natur besonders häufig.

Allgemeine Erkenntnisse zu einer gesunden Ernährung erklären, was ausgewogene Ernährung genau bedeutet. Darin enthalten ist die Verteilung von Kohlenhydraten, Proteinen und Fetten im Verhältnis von etwa 2/1/1. Einfacher ausgedrückt: Kohlenhydrate sollten immer zwischen 50 und 60 % der Ernährung ausmachen. Proteine und Lipide werden dann in etwa gleich aufgeteilt, dies reicht als grobe Orientierung. Je nachdem, wie Ihre Alltagsgestaltung aussieht, werden sich diese Werte verändern. Um Sport zu treiben, benötigen Sie beispielsweise mehr

Proteine. Ohne großes Rechnen kommen dann noch die Mikronährstoffe hinzu: Spurenelemente, Mineralstoffe, Vitamine und sekundäre Phytostoffe. Die Besonderheit bei den Vitaminen bildet Vitamin D, denn dieses erhalten Sie nicht ausreichend aus der Nahrung, sondern aus Sonnenlicht. Ein Lichtschutzfaktor kann Ihren Körper nicht davon abhalten, seinen Vitamin D-Spiegel zu steigern,

Sie dürfen also unbesorgt und gut geschützt in die Sonne gehen, wenn es das derzeitige Wetter zulässt. Alle Mikronährstoffe haben im Körper bestimmte Funktionen, wie zum Beispiel die Unterstützung der Blutgerinnung, die Stärkung der Nerven, die Unterstützung des Sauerstofftransports, die Wundheilung, die Bildung von neuem Gewebe und unzählige mehr. Ohne Ernährungswissenschaften studiert zu haben, können Sie mit einem relativ einfachen Trick alle Nährstoffe bekommen, die Ihr Körper braucht: Essen Sie abwechslungsreich und frisch. Man kann viele der Nährstoffe in der Natur nach Farben ordnen, was bei Obst und Gemüse, welches Sie in Zukunft öfter essen möchten, besonders hilfreich ist. Es heißt, man solle seine Mahlzeiten auf 5 bis 6 am Tag aufteilen, wobei Frühstück, Mittag und Abendessen den meisten Raum einnehmen. Dazwischen darf man jedoch gern eine Kleinigkeit zu sich nehmen, beispielsweise ein Schüsselchen Obstsalat, etwas Gemüse oder ein paar Nüsse. Dabei empfiehlt es sich, zum Frühstück beispielsweise einen selbstgemachten Fruchtquark mit Haferflocken oder einen

Chia-Pudding zu essen. Beides können Sie hervorragend am Vorabend zubereiten, dann sind die Chia-Samen gequollen oder der Quark ist von den Fruchtsäften gut durchzogen und um einiges süßer im Geschmack, als wenn Sie diesen frisch am Morgen zubereiten. Auch ein warmes Porridge mit Früchten eignet sich großartig für einen leichten, aber kraftvollen Tagesbeginn. Moment: Quark? Ja, Sie dürfen Quark essen, allerdings nur gelegentlich und es ist sicherer, wenn Sie dann den Rest des Tages auf weitere Milchprodukte verzichten. Sie können aber statt Quark aus Kuhmilch auch Soja- oder Hafer-Joghurt benutzen, das sättigt noch besser und durch das Obst nehmen Sie den anfangs ungewohnten Geschmack kaum wahr.

Insgesamt sollte nicht mehr als ein Fünftel Ihrer Ernährung aus Fisch, Fleisch, Eiern, Meeresfrüchten und Milchprodukten bestehen. Rechnet man dies auf die Mahlzeiten pro Woche um, dann ergibt sich Folgendes:

Rechnen wir mit täglich 5 Mahlzeiten (Frühstück, Vormittagssnack, Mittagessen, Nachmittagssnack, Abendessen), sind wir bei 35 Mahlzeiten. Ein Fünftel sind also 7 Mahlzeiten. Nun könnten Sie jeden Tag ein Stück Fleisch oder Fisch zu Mittag essen, aber dann wäre Ihr Kontingent aufgebraucht. Ich tendiere daher zu einem reinen Tag Rohkost (20 % der gesamten Ernährung mit Gemüse abgedeckt), zu einem vegetarischen Tag mit einer Portion „normalem“ Quark zum Frühstück und nachmittags etwas Gemüse mit Hüttenkäse und Kräutern und zu einem weiteren Tag mit einem Fisch- oder Meeresfrüchte-Gericht zum Mittagessen, ansonsten Brot, Nüsse, Obst, Gemüse und vegane oder vegetarische Brotaufstriche und so weiter. Nicht mehr als zweimal sollten Sie bei den Snacks oder den anderen Mahlzeiten auf Weißmehl und übermäßigen Zuckerverzehr zurückgreifen, wobei Sie durchaus zu Ihrem Eintopf ein Scheibchen Brot, ausnahmsweise auch Weißbrot, genießen können.

Mir ist bewusst, dass das nicht einfach ist, ich selbst hadere noch oft mit mir, wenn ich einkaufen gehe, aber es lohnt sich, den Süßigkeiten und all dem Fett in fertigem Essen zu entsagen und selbst frisch zu kochen. Es schmeckt nicht nur um einiges besser, es ist auch auf Dauer günstiger, selbst wenn Sie auf Bio-Produkte zurückgreifen. Dies liegt einerseits daran, dass Sie mit mehr Rohkost auch mehr Ballaststoffe zu sich nehmen und wesentlich weniger Heißhunger-Attacken haben werden, somit verbrauchen Sie schlichtweg weniger Lebensmittel. Andererseits werden Sie nach kurzer Zeit merken, wie viel besser es Ihnen geht.

Es liegt mir fern, Sie zu einem dieser militanten Ernährungswissenschaftler zu machen, der absolut auf alles verzichtet. Bitte – genießen Sie Ihr Leben und genießen Sie auch die Sünden, die in den Zuckerbäckereien erfunden wurden und werden, aber achten Sie darauf, dass es ein Genuss bleibt. Es ist Ihnen nicht geholfen, wenn Sie sich all die Gaumenfreuden des Lebens versagen und dadurch genervt sind. Wenn Sie es ganz ohne schaffen, ist das wundervoll, aber Sie müssen keine prozentual genau ausgerechnete Ernährung zu sich nehmen. Achten Sie nur darauf, dass Sie möglichst gesund essen, denn so können Sie die Myome selbst zurecht schrumpfen, Ihren Körper ganzheitlich stärken und Ihre Lebensqualität steigern.

Leber entgiften

Um das Immunsystem zu stärken und den Körper von Umweltgiften und anderen Schlacken zu befreien, ist es besonders hilfreich, zu Beginn einer Ernährungsumstellung eine Fastenkur oder eine Leber-Entgiftung vorzunehmen. Die Leber dient nicht nur zu Speicherung von Zucker zur Stabilisierung des Blutzuckerspiegels und baut Alkohol ab, sie ist auch für die Verteilung von Hormonen und den Abbau diverser Schadstoffe zuständig. Damit dementsprechend eine geringere Belastung für den Körper gewährleistet werden kann, ist eine Leber-Detox ratsam.

Ich hatte erwähnt, das drastische Kuren und Diäten nach Möglichkeit zu vermeiden sind. Dies gilt besonders, wenn Sie bereits Vorerkrankungen an Leber, Magen, Darm, Niere, Lunge oder Herz vorzuweisen haben. In diesen Fällen besprechen Sie bitte mit einem Arzt/einer Ärztin, wenn Sie vorhaben, eine Fastenkur zu machen. Diese sollten Sie aber in jedem Fall unterlassen, wenn Sie bereits schwanger sind, an psychischen Erkrankungen wie

Bipolarität, manischer Depression, Depressionen oder an essgestörtem Verhalten leiden. In den zuletzt genannten Fällen kann eine Diät oder Fastenkur zu einer Verschlimmerung der Symptome führen, womit niemandem, besonders nicht Ihnen, geholfen ist.

Nach diesen Warnhinweisen möchte ich Ihnen nun erst einmal erklären, warum eine Leber-Detoxifikation und nicht irgendeine andere Kur angestrebt werden sollte: Die Leber ist maßgeblich an der Steuerung der Hormone beteiligt, außerdem ist diese dafür zuständig, einen großen Teil der Umweltgifte über die Gallenblase aus dem Körper auszuleiten. Als positive Nebeneffekte einer gesunden Leber werden Sie mehr Vitalität spüren, Haut, Haare und Nägel werden kräftiger, der Schlaf verbessert sich und die Emotionen werden stabiler.

Sie können auch unabhängig von einer Leber-Detox dieses Organ unterstützen. Artischocken und die Samen der Mariendistel enthalten wichtige Wirkstoffe, welche die Leber stabilisieren und in ihren Funktionen unterstützen. Beide Pflanzen gibt es auch zur einfachen Einnahme in Form von Kapseln – manche Menschen mögen schließlich keine Artischocken. Alternativ dazu können auch Zitronen, Knoblauch, Kresse, Brokkoli und Blumenkohl die Leber unterstützen. Übrigens ist es unbedenklich, wenn Sie pflanzliche Wirkstoffe in Form von Nahrungsergänzung oder medikamentös zu sich nehmen. Sie sollte sich dabei nur an die vorgeschriebene Dosierung halten, da auch ein Überschuss der meisten Stoffe wiederum so schädlich sein kann wie eine Unterversorgung.

Sie werden im Buchhandel und im Internet auf zahlreiche Hinweise stoßen, wie Sie eine Leberreinigung durchführen können. Dabei finden Sie Tipps für Kaffee-Einläufe und diverse andere, kuriose und teils vermutlich gesundheitsschädigende Praktiken. Daher zeige ich Ihnen hier eine Methode, wie Sie im Alltag Ihre Leber unterstützen können, indem Sie einfach auf einige wenige Grundregeln achten. Auf diese Weise umgehen Sie Radikal-Kuren und können auf natürlichem Weg und ohne große Umstellungen Ihre Leber reinigen:

Trinken Sie täglich eine bis zwei Tassen ungesüßten **grünen Tee**. Sie können diesen gern mit etwas **Zitronensaft** (bitte frisch gepresst) auffrischen, das unterstützt den Vorgang zusätzlich. Bauen Sie außerdem Rote Bete, Chicorée, Radicchio, Endivie, Artischocke, Brokkoli, Walnüsse und Radieschen vermehrt in Ihren Ernährungsplan ein. Wenn es Ihnen gelingt, für eine bis zwei Wochen hauptsächlich auf diese Nahrungsmittel zurückzugreifen (Radieschen auf frischem Schwarzbrot schmecken ganz hervorragend zum Abendbrot), nebenher keinerlei Schmerzmittel oder andere Medikamente einzunehmen, die die Leber schädigen, und auf Alkohol und Nikotin zu verzichten, haben Sie damit Ihrer Leber bereits sehr geholfen.

Drastischere Leber-Kuren verlangen ein dreitägiges

Fasten ausschließlich mit klarer Brühe und Selleriesaft, außerdem abführende Schüssler-Salze oder Ähnliches und wenigstens weitere 3 bis 6 Tage, in denen Sie nur sehr begrenzt Nahrung zu sich nehmen dürfen. Sollten Sie eine derartige Kur machen wollen, empfehle ich Ihnen, ein Kurhaus aufzusuchen, da Sie dort unter fachlicher Betreuung eine Kur durchführen. Diese wird individuell auf Sie zugeschnitten und jeder Nebeneffekt wird sofort bemerkt und ihm kann, sollte er unerwünscht sein, sofort professionell gegengesteuert werden. Weiterhin ist oftmals die reinigende Wirkung eher psychischer Natur, da Experimente nur minimale Verbesserungen der Laborwerte ergeben haben. Dementsprechend achten Sie lieber darauf, täglich etwas Leberstärkendes zu sich zu nehmen, und verzichten Sie auf Einläufe und Abführmittel, solange Ihnen kein Arzt dazu rät.

HORMONELLE SCHWANKUNGEN DEZIMIEREN

Ich schätze, den Zusammenhang zwischen Milchprodukten und hormonellem Ungleichgewicht haben wir hinreichend beleuchtet, daher bekommen Sie nun einige Hinweise, wie Sie diesem Ungleichgewicht aktiv entgegenarbeiten können. Zur Erinnerung: Myome „ernähren" sich von Östrogenen und entstehen mitunter, weil das Hormon Progesteron den Östrogenhaushalt nicht ausgleichen kann. Wie meine Hausärztin zu sagen pflegte, „Zum Glück hat die Natur für jede Krankheit bereits ein fertiges Heilmittel, wir haben nur noch nicht alle gefunden". Daher lassen Sie sich erklären, was Phytoöstrogen ist: „Phyto-" ist die aus dem Griechischen entlehnte Vorsilbe für Pflanzen. Zurück zum Phytoöstrogen: Dies ist ein Wirkstoff, der in zahlreichen Pflanzen enthalten ist, allerdings – im Gegensatz zu den Umweltgiften in Kunststoff – nicht die Wirkung eines Hormons hat. Es ist quasi ein Placebo für das Gehirn. Unser Gehirn denkt, es bekäme Östrogen, bekommt es aber nicht, somit wird das, was an Überschuss noch da ist also verbraucht und der Hormonhaushalt kann sich stabilisieren. So wird dem Myom ein elementares Wachstumsmittel entzogen. Die Kräuter, die dafür bekannt sind, diese Wirkung hervorzurufen, heißen Frauenkräuter. Sie sind seit Jahrhunderten erprobt und bereits Hildegard von Bingen und andere namhafte

Figuren der Medizin-Geschichte nutzen sie für ihre Heilkunst. Hirtentäschel und Schafgarbe, aber auch Frauenmantel und Zaubernuss, besser bekannt als Hamamelis, und einige andere sind diesbezüglich sehr hilfreich. Sie können einige der Substanzen in Kapsel- oder Tropfenform in Apotheken und Reformhäusern erhalten. Es sind nur diejenigen Präparate phytotherapeutisch, die sonst keinerlei Zusätze haben und aus der Pflanze und nicht synthetisch hergestellt wurden. Andere Präparate enthalten zusätzlich Eisen, womit der Anämie bei hohem Blutverlust und damit der Erschöpfung durch Eisenmangel entgegengewirkt wird.

Möglicherweise ist Ihnen der Begriff Phytotherapie bereits bekannt, dabei geht es um rein pflanzliche Heilung. Dabei werden Pflanzen in Gänze für verschiedene Arten von Mitteln, darunter viele Tees, Aufgüsse, Pulver, aber auch Pillen und Kapseln, verwendet. Leider reicht das Pensum hier nur für Auszüge, aber ich möchte Ihnen gern einige Kräuter vorstellen, die Ihnen, als Tee verabreicht, helfen können, die Beschwerden durch Myome zu lindern. Ich bitte Sie, davon abzusehen, diese Pflanzen selbst zu sammeln. Einerseits besteht gefährliche Verwechslungsgefahr bei einigen Kräutern, andererseits können Sie nur schwer abschätzen, wie viele Umweltgifte in den selbst gesammelten Exemplaren bestehen. Was ich Ihnen allerdings mitgeben kann, ist eine Homepage, auf der Sie feststellen können, welche der Apotheken in Ihrer Nähe als

„Phyto-Apotheke“ ausgewiesen ist: https://www.-phyto.de/handler-suchen.html. In diesen Häusern erhalten Sie die Kräuter bereits fertig vorbereitet und aus kontrolliertem Anbau. Auf Wunsch können Sie sich diese auch dort zusammenstellen lassen:

a) Verringern Sie Ihre Blutungen mit einer Mischung aus 3 Teilen Weinlaub (Blätter), 2 Teilen Brennnesseln (Blätter), einem Teil Schafgarbe (Kraut) und einem Teil Frauenmantel. Ein Teelöffel der Mischung in einer Tasse heißem Wasser circa eine Viertelstunde ziehen lassen, am besten in einem Teebeutel oder -sieb. Nutzen Sie diesen Tee täglich bis zu zwei Monate lang, um die gewünschte Wirkung zu erzielen.
b) Als natürliches Mittel gegen Unterleibskrämpfe besorgen Sie sich Fenchelsamen, Schafgarbe (Blüten), Kamille (Blüten) und Majoran (Kraut) im Verhältnis 8/7/5/4. Die Ziehzeit liegt zwischen 10 und 12 Minuten, trinken Sie wenigstens 2 Tassen täglich über einen Zeitraum von 4 Wochen.

Um Ihren Hormonhaushalt zusätzlich zu unterstützen, können Sie bestimmte Arten von Nahrungsmitteln nutzen. Besonders, wenn Sie die Anti-Baby-Pille genommen haben und nun einen Kinderwunsch hegen, ist Ihr Hormonhaushalt durcheinander, denn die künstlich zugeführten Hormone entfallen und der Körper gerät aus dem

Gleichgewicht. Dieses sollte auf möglichst natürliche Art wiederhergestellt werden. Greifen Sie hierbei auf viel grünes Blattgemüse zurück, denn auch das Chlorophyll kann Ihnen helfen, Ihren Östrogenspiegel wieder dorthin zu bringen, wo er eine gesunde sexuelle Lust und einen regelmäßigen Eisprung generiert. Zusätzlich kann es helfen, eine glutenarme Ernährung anzustreben, auch, wenn Sie nicht an Zöliakie, also der Glutenunverträglichkeit, leiden. Es hat sich in den letzten Jahren herauskristallisiert, dass Gluten auch bei gesunden Menschen nachteilige Wirkungen hat. Dies begründet sich in diversen Verdauungsvorgängen und auch darin, dass unsere Ernährung sehr viel Gluten enthält. Greifen Sie daher auch auf glutenfreie Produkte zurück. Buchweizenmehl, Amarant, Hafer, Reis und Quinoa sind hervorragende Unterstützer bei diesem Vorhaben. Mais wird ebenfalls in zahlreichen Produkten genutzt, um glutenfrei arbeiten zu können. Hierbei entsteht eine interessante Optik, denn Maismehl ist gelb und bleibt es auch nach dem Backen. Probieren Sie sich diesbezüglich gern aus. Ich kann Ihnen nur wärmstens Buchweizenpfannkuchen empfehlen. Diese ersetzen die Pfannkuchen mit Weißmehl bereits seit Jahren in meinem Haushalt, weil Sie wesentlich länger satt halten, interessanter schmecken und vielseitiger sind. Unsere französischen Nachbarn haben dies längst erkannt und ein Gericht erschaffen, dass Galette heißt. Diese können herzhaft oder süß belegt werden und sind sowohl optisch als auch geschmacklich eine wahre Freude.

Zusätzlich zu diesen Tipps möchte ich Ihnen noch raten, Süßigkeiten durch Trockenobst zu ersetzen. Dieses enthält zahlreiche Phytoöstrogene, ist süß und kann nicht nur Ihrem Hormonhaushalt helfen, sondern stillt auch oftmals den Heißhunger auf Süßes, ohne ein schlechtes Gewissen und ein Fettpölsterchen zu hinterlassen. Eine weitere kleine, aber sehr wirksame Veränderung ist es, wenn Sie sich frischen Ingwer besorgen und diesen entweder als Aufguss trinken oder hier und da in Ihren Salat oder in andere Gerichte geben. Aber Achtung: Wenn Sie an Bluthochdruck leiden, sollten Sie lieber auf Mönchspfeffer zurückgreifen, denn Ingwer kurbelt den Kreislauf und den Blutdruck an.

Sie knabbern beim Fernsehen gern irgendetwas? Ersetzen Sie dieses „irgendetwas" durch Kürbiskerne. Diese sind nicht nur gesünder als gesalzene Erdnüsse oder Chips, sondern enthalten ebenfalls eine Menge Phytoöstrogen, das Ihnen sehr zugutekommt.

TRADITIONELLE CHINESISCHE MEDIZIN ALS UNTERSTÜTZUNG

Es gibt eine Menge an Verfahren der TCM, die Sie bei Beschwerden wie Myomen, Abgeschlagenheit, chronischer Erschöpfung, Kopfschmerzen und Erkrankungen anderer Art, die nicht grundlegend durch Schulmedizin geheilt werden können, anwenden können. Ja, leider kann unsere Schulmedizin nicht alle gesundheitlichen Probleme lösen, genau genommen ist diese ganz hervorragend bei Knochenbrüchen und anderen Verletzungen und wird immer besser im Kampf gegen Krebs, Blutgerinnsel und zahlreiche Entzündungen, aber bei chronischen oder Autoimmunerkrankungen ist diese Praxis schnell mit ihrem Latein am Ende. Daher greifen immer mehr Menschen auf alternative Medizin zurück. Die Traditionelle Chinesische Medizin, kurz TCM, bietet hier ein großes Spektrum an Möglichkeiten. Die Kräuterkunde lassen wir an dieser Stelle außen vor, denn ich habe Ihnen bereits einen Einblick in die Phytotherapie gegeben und die Grundlagen der TCM sind sehr umfangreich, wenn es um die Anwendung innerer Medizin geht. Auch die Bäder und Aufgüsse werde ich Ihnen in abgeschwächter Form im Abschnitt „Thermal-Therapie" vorstellen, denn diese kann man dort für Ihre Zwecke mit einbinden. Was ich Ihnen jedoch sehr ans Herz lege, ist eine Sitzung bei einer Fachperson der Akupunktur.

Vorbereitend auf eine derartige Behandlung schildern Sie Ihre Probleme. Das geschulte Auge der TCM erkennt in Myomen sofort einen ungünstigen Energiefluss im Lebermeridian. Das klingt für Sie merkwürdig? Für Ostasien ist dies über Jahrhunderte hinweg eine Diagnose gewesen und mittlerweile ist die Traditionellen Chinesische Medizin wieder im Aufschwung, da diese einige Lücken in den Behandlungen der westlichen Schulmedizin zu füllen vermag. Der Lebermeridian, genauer gesagt die Lebermeridiane, denn sie verlaufen auf beiden Seiten des Körpers symmetrisch, beginnt zwischen dem ersten (großen) und zweiten Zeh, verläuft entlang der Innenseite der Unterschenkel, schwenkt am Knie kurz nach hinten, läuft dann entlang der Oberschenkel-Innenseite, dann entlang der Leiste, schwenkt auf Höhe der Taille erneut kurz nach hinten und endet dann vorn unterhalb der Brustmuskulatur. Wer an Myomen oder Menstruationsbeschwerden leidet, wird bei Akupunktur entlang dieses Meridians stimuliert, um das Qi und das Xue (unzureichend, aber verständlich übersetzt: Lebensenergie und Blut), die durch die Leber fließen, wieder in den richtigen Fluss zu versetzen. Denn: Bei der TCM ist die wichtigste Grundlage, dass alle Energie innerhalb und außerhalb des Körpers miteinander im Fluss sein muss. Stockt ein Energiefluss, behindert er dadurch andere und alles gerät aus dem Gleichgewicht – der Mensch wird krank.

Da bei Akupunktur Nadeln in die Haut gestochen

werden, um den Meridian von seinem Stocken zu befreien, kann es sein, dass diese Praktik nichts für Sie ist. Dann können Sie als Alternative auch Akupressur wählen. Dabei werden ebenfalls die Meridiane stimuliert, allerdings mithilfe von verschiedenen Drucktechniken. Bei beiden Techniken werden nicht die gesamten Linien stimuliert, sondern nur gewisse Punkte, die entlang dieser Meridiane liegen. Sie können einige dieser Punkte auch in Ruhe zuhause selbst stimulieren, wenn Ihnen Ihr Monatszyklus oder die Myome Herausforderungen bereiten. Die wichtigsten Punkte hierbei sind unterhalb des Nabels, etwa dort, wo der Hosenbund normalerweise sitzt, und die Leisten. Diesen Bereich können Sie am besten mit schönen warmen Händen kreisförmig massieren. Nutzen Sie dazu eine Intensität, die Ihnen Wohlbehagen verschafft, es sollte keine zusätzlichen Schmerzen verursachen, Sie sollten den Druck jedoch spüren.

Ist Ihnen dies unangenehm und Sie erreichen Ihre Knie, ohne weitere Schmerzen im Unterleib zu bekommen, massieren Sie dort die Innenseiten und die Kniescheibe selbst. Sie können dazu entweder einen oder zwei Finger benutzen oder auch den Daumen. Üben Sie sanft Druck auf die Stellen aus, ohne sich dabei Schmerzen zuzufügen. Alternativ dazu kann auch Ihr Partner helfen, indem er Ihre Knie und/oder Ihre Fußballen massiert, dort ist der wichtigste Punkt des Lebermeridians für Ihre Beschwerden an der Innenseite des „Großen-Zeh-Ballens“.

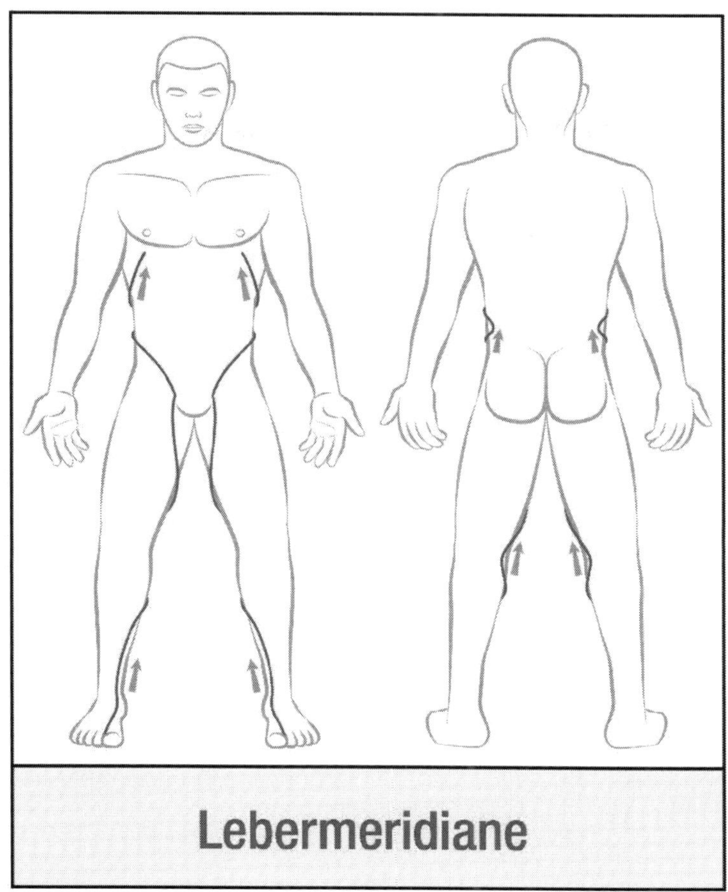

Lebermeridiane

Verlauf der Lebermeridiane

Wenn Ihr Partner Ihnen bereits die Füße massiert, kann er auch die Reflexzone an den Füßen nutzen, um Ihnen Linderung zu verschaffen. Diese befindet sich an der Fußsohle im Bereich der Ferse. Dort kann er schlicht von hinten nach vorn, etwa über eine Strecke von 4 bis 5 cm, streichen. Dies hilft nicht nur gegen Regelschmerzen, sondern auch bei unregelmäßiger Periode und sexueller Unlust.

Nun gibt es Partner, die mögen Füße nicht und können Ihnen deswegen hierbei nicht helfen. Glücklicherweise gibt es noch einen Bereich, der in der TCM genutzt wird, wenn es um die Linderung von Regelbeschwerden und Herausforderungen im Bereich der weiblichen Geschlechtsteile gibt: den unteren Rücken. Vielleicht haben Sie schon von Gua Sha gehört? Hierbei handelt es sich um eine uralte Massagetechnik aus Fernost. Dabei wird mithilfe einer abgestumpften Münze oder eines Porzellanlöffels die Haut behandelt. Dabei werden kurze Striche mit den Materialien über bestimmte Hautregionen geführt, um zahlreiche Beschwerden zu lindern. Die Liste reicht von Hautunreinheiten über Verspannungen bis hin zu Magen-Darm-Beschwerden. Glücklicherweise müssen Sie für Ihren Zweck nicht alles lernen, was es damit auf sich hat, denn dieses Thema ist sehr komplex. Sie oder Ihr Partner können Ihren unteren Rücken massieren, indem Sie mit mittelmäßigem Druck nach unten ausstreichen. Es geht hierbei um den Bereich knapp unterhalb des Brustkorbes bis zum Po-Ansatz. Sie werden schnell merken, dass Sie entspannter werden und die Schmerzen nachlassen.

Wenn es gerade nicht geht, dass Sie irgendeinen dieser Bereiche berühren und massieren können, weil Sie sich in der Öffentlichkeit befinden, Sie aber gerade einen Schmerz-Schub haben, massieren Sie kreisförmig Ihr äußeres Handgelenk. Hier befindet sich ein weiterer Akupressur-Punkt, der Ihnen Linderung verschafft.

NATURHEILKUNDLICHE VERFAHREN

Ayurveda und Homöopathie sind wunderbare alternativmedizinische Verfahren zur Behandlung von Erkrankungen, bei denen es, wie bei Myomen, um eine ganzheitliche Betrachtung geht. Denn immerhin ist es in zu vielen Fällen so, dass nach der Entfernung der Myome neue auftreten, weil die Patientinnen nicht auf Ihren Lebenswandel geachtet haben. Besonders erfreulich an diesen und den zuvor genannten Methoden ist, dass Schmerzen, Blutungen und Unwohlsein vermindert werden, denn diese Medizinschulen wollen nicht ausschließlich eine Heilung bewirken, so wie es oftmals in der Schulmedizin der Fall ist, sondern das Lebensgefühl und Wohlbefinden der Patienten wiederherstellen.

Die Homöopathie betrachtet Sie, ebenso wie der Ayurveda und die TCM, als Mensch im Ganzen und nicht als isolierte Krankheit, so wie unsere Schulmedizin es leider nach wie vor allzu oft tut. Daher kann ich Ihnen keine speziellen Mittel nennen, die Ihnen dort gegeben werden, da es sich immer um eine Kombination aus verschiedenen, natürlichen Stoffen handelt. Die Homöopathie arbeitet auf der Grundlage „Gleiches mit Gleichem“ und es gibt unzählige positive Berichte über deren Wirksamkeit. Besonders im Fall solcher Erkrankungen wie Myomen ist es empfehlenswert, diesen Weg zu beschreiten, denn wie Sie bisher gesehen haben, ist ein Myom eine Schwäche des gesamten Körpers und nur eine Änderung der Lebenseinstellung und des Lebenswandels kann vor einem Rückfall bewahren.

Ayurveda hingegen arbeitet eher ähnlich wie die Traditionelle Chinesische Medizin. Hierbei geht es ebenfalls um Energieflüsse, aber auch um Elemente. Bei dieser indischen Heilmethode werden alle Menschen in drei Doshas eingeteilt, also nach Lebensenergie kategorisiert. Innerhalb dieser Lebensenergien neigen die zugehörigen Personen zu bestimmten Beschwerden und Erkrankungen. Die Behandlung einer Krankheit kann mit dieser Methode sehr viel Zeit in Anspruch nehmen. Allerdings können Sie sich dennoch einen Teil dieser Medizinschule zunutze machen, denn Ayurveda ist nicht nur für hervorragende, gesunde und naturbelassene Rezepte bekannt, sondern auch für exzellente Massage- und Entspannungstechniken, die bei Myomen Wunder wirken können.

Es gibt im Ayurveda Therapieansätze für die Diagnose „Myome“, die sich nicht, wie in der Schulmedizin, allein mit der Entfernung des Myoms beschäftigen, sondern ihren Fokus auf die Quelle der Erkrankung setzen. Somit erfahren Sie auch hier eine ganzheitliche Behandlung – Sie merken; Ganzheitlichkeit hat in Bereichen wie diesen eine große Relevanz. Es lohnt sich also, jemanden aufzusuchen, der Sie und Ihre Lebensweise genauer betrachtet. Sie werden dann eine individuelle Therapieform erhalten, die nicht nur Ihre Ernährung, sondern auch Ihre Form der Bewegung und Ihren Stresslevel analysiert und so umstellt, dass Sie sich besser fühlen werden. Auch werden die Myome schwinden. Bezüglich der Mahlzeiten werden Sie ähnliche Hinweise erhalten wie die, die Sie weiter oben schon lesen konnten. Hinzu kommen Anleitungen für Meditationen, um Ihren Stresspegel zu minimieren, da Stress eine besondere Auswirkung auf Ihren Körper und Ihr Immunsystem hat, und Bewegungsanweisungen, beispielsweise für Yoga, wie Sie es auch im folgenden Kapitel noch kennenlernen werden.

Weiterhin gibt es bestimmte Kräuterkuren, die sowohl innerlich als auch äußerlich Anwendung in Leber- und/oder Bauchwickeln finden und die sich positiv auf Ihre Geschlechtsorgane auswirken. Wenn Sie Interesse an dieser indischen Heilkunst haben, lohnt es sich, einen Aufenthalt in einer Ayurveda-Klinik zu buchen. Auf diese Weise können Sie sich ganz auf sich konzentrieren und eine umfassende Therapie genießen. Während Ihres Aufenthalts lernen Sie zusätzlich Anwendungen und Sport-Einheiten, die Sie auch nach Ihrem Aufenthalt zuhause weiterführen können. Die Deutsche Gesellschaft für Ayurveda bietet auf ihrer Homepage (www.ayurveda.de) entsprechende Informationen und Buchungsmöglichkeiten.

Hilfe bei akuten Beschwerden

Besonders im Abschnitt über die Traditionelle Chinesische Medizin haben Sie bereits eine gute Übersicht erhalten, welche Bereiche massiert werden sollten, wenn Sie akute Beschwerden haben. Hier geht es nun darum, weitere Methoden zu ergründen, die aus unterschiedlichen Gründen bei Myomen helfen. Hierbei geht es nicht nur darum, die körperlichen Beschwerden zu lindern und für einen entspannten Unterleib zu sorgen, sondern wir kümmern uns auch um Ihre mentale Stärke. Viel zu oft wird das Thema übergangen und Frauen werden in der Arztpraxis nur selten ausreichend über die Auswirkungen einer Gebärmutter-Entfernung informiert. Es kann eine immense, psychische Belastung sein, wenn Sie sich in der Operationsvorbereitung befinden oder bereits operiert wurden. Noch schlimmer wird es, wenn man Ihnen bereits einzelne Myome entfernt hat, diese aber zurückkommen. Sicherlich geht von alldem die Welt nicht unter, Myome sind nicht bösartig, dennoch fehlt ein wichtiges Stück der Weiblichkeit, wenn die Gebärmutter fehlt, und bereits deren Krankheit ist ein harter Schlag, denn viele Frauen fühlen sich allein dadurch schuldig oder in Extremfällen sogar angewidert und verlieren einen Teil des Selbstrespekts. Es sei hier vorweggenommen, dass diese Gedanken und Gefühle unnötig sind. Sollten Sie diese Gedanken hegen: Niemand, außer Ihnen selbst, macht Sie dafür verantwortlich. Konzentrieren Sie sich auf die Heilung, denn diese ist jetzt und in Zukunft, die Vergangenheit können Sie nicht ändern.

Es gilt jetzt, aus den Fehlern zu lernen und es besser zu machen. Aus diesem Grund finden Sie in diesem Kapitel nicht nur Hinweise zur Bewegung des Körpers, wodurch mögliche Blockaden und Krämpfe gelöst und Muskelgruppen gestärkt werden, sondern auch Übungen für den Geist, um den Fokus wiederzuerlangen und die Stärke zu gewinnen, das, was auf Sie zukommt, gesund und mit einem guten Gefühl durchzustehen.

YOGA

Es gibt mittlerweile unfassbar viele Arten von Yoga, auch Schulen genannt. Die für Sie geeignete Methode ist das Luna-Yoga. Hierbei handelt es sich um eine Schule, in der es ausschließlich um das Wohlbefinden von Frauen geht. Eine alternative Form ist Hormonyoga, die ebenfalls oft gefunden wird, allerdings raten viele Yogis davon ab, diese Form mit Myomen zu praktizieren. Luna-Yoga ist hingegen auch für Frauen mit Myomen konzipiert worden. Die einzige Einschränkung dabei könnte die Größe der Myome sein, denn je größer ein Myom, desto mehr schränkt es die Bewegung ein, die beim Yoga notwendig ist. In solchen Fällen rate ich Ihnen, vorerst mit der Ernährung und mit den anderen Hinweisen das Myom zu schrumpfen, um anschließend mit Luna-Yoga weitere Fortschritte zu erzielen.

Einer der wichtigen Unterschiede zu den anderen Yoga-Schulen ist die Sanftheit des Yogas. Bei Ashtanga-Yoga oder Power-Yoga geht es darum, den Körper mittels Kraft in die Ihnen vielleicht bekannten und komplizierten Stellungen zu bringen. Luna-Yoga arbeitet mit verhältnismäßig einfachen Posen, sanften Bewegungen und nutzt die Schwerkraft. Viele der Positionen finden also auf dem Boden statt und Sie brauchen keine Bedenken haben, dass Übergewicht oder Unbeweglichkeit Sie bei dieser Praktik einschränken.

Eine der Übungen ist die sogenannte Schulterbrücke.

Hierbei legen Sie sich flach auf eine Matte oder Decke, die Füße stellen Sie in Schulterbreite auseinander und in einem angenehmen Winkel nah an Ihr Gesäß. Als Vorgabe können Sie die Füße so aufstellen, dass Sie mit den Händen Ihre Fersen berühren können, ein Umfassen ist nicht notwendig. Nun legen Sie Ihre Arme neben sich entlang Ihres Körpers und atmen einige Male tief ein und aus, spüren Sie den Boden unter sich und genießen Sie es, dass Sie sich die Zeit für sich nehmen. Beim nächsten Atemzug nehmen Sie die Luft tief und langsam in sich auf, während Sie mit den Armen einen Halbkreis zeichnen. Dieser führt nach oben. Stellen Sie sich dabei vor, an Ihren Händen wären Bänder, die mit Ihrem Becken verknüpft sind, und heben Sie diese mit gestrecktem Rücken an. Sie nutzen dazu Ihre Füße und stemmen diese „in den Boden", um eine Hebelwirkung zu erzeugen. Wenn Ihre Arme dann über Ihrem Kopf auf dem Boden ankommen und Ihr Becken ausreichend angehoben ist, befinden Sie sich in der Schulterbrücke. Beim Ausatmen zeichnen Sie mit den Armen den Halbkreis wieder zurück neben Ihren Körper, senken zeitgleich Ihr Becken und rollen auf diese Weise Ihre Wirbelsäule wieder nach unten auf den Boden. Die Füße bleiben bei der ganzen Übung flach auf dem Boden stehen.

Eine zweite, sehr entspannende Übung findet ebenfalls auf dem Boden statt: Sie liegen flach auf dem Rücken, die Arme spreizen Sie in einem 90°-Winkel vom Körper ab, die Handflächen zeigen zur Decke. Stellen Sie nun Ihre

Füße so auf, dass beide Außenseiten den Rand der Matte berühren. Nun lassen Sie mit dem Ausatmen Ihre Knie in die Schwerkraft nach links sinken, sodass sich nur das Becken leicht dreht, der Schulterbereich aber auf dem Boden bleibt. Beim Einatmen ziehen Sie die Beine langsam wieder in die Mitte, beim nächsten Ausatmen lassen Sie die Knie nach rechts fallen. Sie können diese Übung einige Male durchführen. Schließlich sollten Sie in jeder der Ausgangspositionen (einmal das Becken nach links, einmal nach rechts gedreht) für 5 bis 10 tiefe Atemzüge verharren. Lassen Sie dabei alle Verspannungen los und gleiten Sie tiefer in die Stellung.

Sie werden merken, dass bereits diese beiden Übungen Ihnen zu mehr Entspannung verhelfen. Luna-Yoga wird in Kursen, Büchern, Online-Tutorials und auf diversen anderen Medien angeboten.

SELBSTHYPNOSE UND MEDITATION

Wie versprochen, bemühen wir uns nun darum, Ihre Sorgen, Ängste und negativen Gefühle gemeinsam mit den Myomen in die Wüste zu schicken. Dazu fokussieren wir uns vollständig auf Ihren Geist. Meditation klingt für viele oft, als dürfe man dabei an nichts denken, dies ist jedoch so nicht korrekt. Bei Meditation geht es darum, seine Gedanken zu beobachten, ohne diese zu bewerten. Wir schelten uns oft für negative Gedanken und geraten damit in einen Teufelskreis. Meditation kann da Abhilfe leisten. Die Selbsthypnose ist eine Art der Meditation und soll Ihnen tiefe Entspannung und Zufriedenheit verschaffen. Die grundlegende Technik der Meditation beinhaltet folgende Punkte:

- Suchen Sie einen ruhigen, ungestörten Ort auf und gestalten Sie die Umgebung so, wie es Ihnen am besten gefällt. Ob Sie Kerzen oder Bilder aufstellen, leise Musik oder natürliche Hintergrundgeräusche präferieren, mit Aromen arbeiten, die Ihnen beim Entspannen helfen oder sich nur auf Ihr Sofa setzen und alle Störquellen ausschalten, ist Ihnen überlassen.
- Sie bestimmen über die Zeitspanne. Für Ungeübte sollten nicht mehr als 10 bis 15 Minuten gewählt werden, da wir es mittlerweile verlernt haben, still zu sitzen oder zu

liegen.

- Ihre Position sollte, ob Sie auf einem Stuhl oder im Schneidersitz sitzen oder nur daliegen, mit geradem Rücken sein. Arme und Beine liegen oder stehen locker, aber geordnet.
- Nun atmen Sie tief ein, bis Sie etwas entspannt sind.

An dieser Stelle ist es dann Ihre Entscheidung, ob Sie nur atmen und Ihre Gedanken beobachten möchten, eine Traumreise unternehmen oder sich der Selbsthypnose widmen. Für das Beobachten der Gedanken empfehle ich, sich diese in Form von Seifenblasen vorzustellen. Diese ziehen an Ihrem inneren Auge vorbei. Betrachten Sie diese und lassen Sie sie wieder ziehen, ohne diese als gut oder schlecht zu bewerten.

Für eine Selbsthypnose schicken Sie Ihre Gedanken weg. Setzen Sie diese in einen Zug, auf eine Wolke oder in eine Seifenblase und schieben Sie diese beiseite. Anschließend beobachten Sie Ihre Atmung, bis diese tief und entspannt ins Zwerchfell gleitet. Stellen Sie sich vor, dass Sie mit jedem Atemzug mehr Entspannung und Wohlbefinden in sich aufnehmen und alle negativen Dinge, Gedanken, Gefühle sowie die Schmerzen und Sorgen mit jedem Ausatmen ausstoßen. Sie können sich das Gute in Form von Licht vorstellen, gern auch farbiges Licht oder etwas Glitzerndes, dass nach und nach Ihren ganzen Körper anfüllt. Sie werden merken, wie Sie nach und nach in immer tiefere Entspannung sinken.

Sie können diese Gedankenspiele unendlich fantasievoll gestalten und weiterführen. Sie können sich einen Ort in Ihren Gedanken schaffen, der perfekt zu Ihnen passt – sei es eine Waldlichtung, ein Strand, ein Zimmer im Schlossturm oder Ihr altes Kinderzimmer. Ihrer Fantasie sind keine Grenzen gesetzt.

Bei regelmäßiger Anwendung wird es Ihnen mit der Zeit immer leichter fallen, in eine tiefe Entspannung zu versinken. Weiterhin vergrößern Sie auf diese Weise Ihre Stressresistenz, denn diese ist trainierbar.

Sollten Sie Angst vor einer bevorstehenden Operation haben, können Sie sich innerhalb einer Meditation vor Ihrem geistigen Auge vorstellen, wie diese Operation aussieht und dass diese positiv verläuft. Wiederholen Sie diese Visualisierung so oft es geht und stellen Sie sich neben den Bildern auch die Gerüche vor, was Sie schmecken und hören, um das Ganze so lebendig wie möglich zu gestalten. Sie werden merken, dass Ihre Angst kleiner wird, je öfter Sie den „guten Film“ vor Ihrem geistigen Auge abspielen, denn damit setzen Sie den negativen Gedanken, die uns oftmals unwillkürlich kommen, etwas entgegen.

THERMAL-THERAPIE

Wenn Sie dieses Buch lesen, kennen Sie es: Die Monatsblutung steht an und frau möchte nichts mehr, als sich mit einer Wärmflasche ins Bett oder auf die Couch zu legen und Ruhe zu haben. Die Wärme hilft der Muskulatur, sich zu entspannen und nicht mehr krampfhaft alles abstoßen zu wollen. Leider ist eine Wärmflasche für unterwegs furchtbar umständlich. Zum Glück gibt es Wärmepflaster, die Ihnen bis zu 12 Stunden angenehme Wärme auf den Bauch zaubern, sodass Sie auch im Büro oder bei Veranstaltungen sein können, ohne dass jemand das Pflaster bemerkt. Aber es gibt auch Frauen, bei denen Wärme nicht den gewünschten Effekt hat. Unter anderem, wenn frau zusätzlich an Blähungen leidet, die auch eine Begleiterscheinung der Regelblutung sein können. In diesem Fall hilft Wärme nur gegen die Muskelkrämpfe, die Gase hingegen dehnen sich unter Wärmeeinwirkung aus und verursachen auf diese Weise Schmerzen im Verdauungssystem. Auch aus anderen Gründen kann die Wärme als unangenehm empfunden werden, daher besteht auch die Möglichkeit, zu kühlen.

Arbeiten Sie mit Kälte in diesem Bereich bitte sehr vorsichtig. Wenn Sie zu Blasenentzündungen neigen, wird Kälte Ihnen möglicherweise schaden. Die hier angeführten Methoden arbeiten in einem Temperaturbereich von 12 bis 15 °C. Nach jeder Anwendung sollten Sie sich gründlich abtrocknen und ein Kleidungsstück wählen, dass den Bereich ausreichend abdeckt, um eine nachfolgende Auskühlung zu vermeiden.

Es gibt zwei Möglichkeiten, Ihnen mit einer kühlenden Anwendung Linderung zu verschaffen. Die Erste ist ein Sitzbad. Füllen Sie die Wanne so weit mit maximal lauwarmem Wasser – Sie können auch mit einem Thermometer die 15 °C abmessen –, dass Sie im Sitzen bis zum Nabel mit Wasser bedeckt sind. Besonders hilfreich ist es, wenn Sie einen Aufguss mit Schafgarbe und/oder Kamille hinzugeben. Dazu können Sie Tee aus beiden Kräutern sehr gut durchziehen und abkühlen lassen. Bei einer normal-großen Badewanne reicht eine Tasse je Kraut. Setzen Sie sich nun bequem in das Bad und verweilen Sie für 5 bis 10 Minuten. Als Unterstützung können Sie in dieser Zeit meditieren oder einfach bewusst tief in Ihren Bauch hinein atmen. So sorgen Sie zusätzlich für Entspannung. Steht Ihnen keine Wanne zur Verfügung, können Sie ein feuchtes, kühles Tuch auf Ihren Unterleib legen, das ebenfalls mit Schafgarbe oder Kamille versehen ist. Nach etwa einer Viertelstunde sollten die Tücher gewechselt werden. Diese Umschläge können auch warm genutzt werden, für diejenigen unter Ihnen, die mit Wärme gut arbeiten können.

Sie können ebenfalls heiße Leberwickel anlegen. Diese helfen besonders gut, wenn Sie wegen Schmerzen oder depressiver Verstimmung nicht gut zur Ruhe kommen oder die Myome Ihr Verdauungssystem negativ beeinflussen. Doch auch allgemein kann ein Leberwickel Ihnen helfen, Ihre Hormone zu regulieren. Ein Leberwickel braucht jedoch etwas mehr Zeit als die anderen Anwendungen. Hierzu benötigen Sie:

→ Eine Wärmflasche
→ Ein Handtuch, so gefaltet, dass es halb um Ihren Bauch herum gelegt werden kann.
→ Schafgarbe – ein Esslöffel Kraut sollte für 3 bis 5 Minuten in einem Liter kochenden Wassers ziehen und anschließend warmgehalten werden.
→ Ein großes Tuch, worauf Sie sich legen können, Ihr Bett oder Ihr Sofa soll dadurch vor Nässe geschützt werden.
→ Handschuhe (zum Auswringen des Wickels)
→ Eine Decke zum Zudecken
→ Mindestens eine Stunde Zeit

Wenn Sie alles bereitgestellt haben, durchtränken Sie das kleinere Tuch vollständig mit dem heißen Sud der Schafgarbe und wringen es gründlich aus. Nun legen Sie es auf Ihre rechte Bauchseite, sodass Rippenbögen und Taille abgedeckt, Brustbein und Wirbelsäule aber frei sind. Am besten legen Sie sich ein größeres Handtuch zusätzlich um den Körper. Achten Sie dabei darauf, dass Sie noch ohne Einschränkung atmen können, aber das heiße Tuch eng anliegt. Die Hitze sollte Ihnen keine Schmerzen bereiten, tasten Sie sich daher vorsichtig an das Tuch heran, bevor Sie sich vollständig einwickeln. Wenn Sie dies getan haben, legen Sie die Wärmflasche an Ihre rechte Seite. Auf diese Weise wird das Tuch die kommende halbe Stunde schön warmgehalten. Decken Sie sich anschließend bis zu den Schultern zu und entspannen Sie sich für 30 Minuten. Anschließend, wenn Sie die Tücher entfernt und sich abgetrocknet haben, ist es wichtig, dass Sie eine weitere halbe Stunde liegen bleiben. Anschließend legen Sie sich entweder schlafen oder bewegen sich ein wenig. Sie können diese Anwendung täglich oder gelegentlich durchführen. Patienten berichteten bereits, dass die Wärme, die durch den Körper strahlt, sehr unangenehm werden kann, auch, weil man vermehrt schwitzt, dass aber die Leberwickel weiter genutzt wurden, da bereits nach der ersten Anwendung eine Verbesserung der Symptome und eine Steigerung der Laune und des Wohlbefindens zu verzeichnen war.

LINDERUNG DURCH BEWEGUNG

Wenn Ihnen Yoga nicht zusagt, können Sie auch jederzeit einen Spaziergang unternehmen. Dies ist eine sehr leichte und einfache Form der Bewegung, die immer ein guter Berater ist. Erkunden Sie die Umgebung, gehen Sie in einen Park oder Wald und genießen Sie die frische Luft. Unabhängig davon können Sie aber auch einen Kurs an Ihrer Volkshochschule oder in anderen Institutionen besuchen, der Sie in Tai-Chi oder Qigong lehrt. Diese Sportarten haben viel mit Konzentration und dem Erspüren des Körpers, aber auch mit der Kontrolle über diesen zu tun. Es geht bei diesen Kursen nicht darum, den Körper mit Muskelaufbau zu stärken.

Diese Sportarten stärken den Fokus, verbessern das Körpergefühl immens und mobilisieren Bänder, Knochen und Gelenke. Die Namen dieser Techniken sagen Ihnen bereits, dass diese aus Fernost stammen. Und wie so vieles in dieser für die meisten von uns fremden Welt geht es stets darum, den Energiefluss wieder ins Reine zu bringen. So vollführen Sie auch in diesen Sportarten fließende Bewegungen, die sich ohne übermäßige Anstrengung in den Alltag integrieren lassen. Besonders vorteilhaft ist, dass Sie diese Übungen auch während Ihrer Menstruation machen können, da Sie selbst das Tempo bestimmen. Weiterhin müssen Sie dabei keine Gewichte stemmen oder sonstigen Kraftaufwand betreiben. Die meisten Positionen sind sehr gut auch ohne große Übung zu erreichen, anders als im teils sehr verwirrend aussehenden Yoga.

Eine Alternative dazu ist es, wenn Sie schwimmen gehen. Sicherlich ist dies während der ersten Tage der Regel für viele von Ihnen keine Option, aber auch außerhalb der Menstruation kann es eine Hilfe sein. Einerseits sind Sie im Wasser leichter, sollten Sie mit dem einen oder anderen Kilo zu kämpfen haben, andererseits wird beim Schwimmen – ebenfalls nach Ihrem Tempo – der gesamte Körper beansprucht. Durch die Beinbewegungen wird der Beckenbereich entspannt und die Bänder werden geschmeidig gehalten. Auch bieten zahlreiche Schwimmbäder Wassergymnastik-Kurse an, die Ihnen auf ähnliche Weise helfen, wie Qigong oder Tai-Chi. Zusätzlich bieten solche Kurse auch den Vorteil neuer sozialer Kontakte, die Ihren Geist positiv beeinflussen. Sie wären erstaunt, wie viele interessante Menschen Sie dort kennenlernen, die zum Teil Ihre Sorgen und Ängste nachvollziehen und verstehen können.

Ein Wort zum Abschied

Sie haben nun viele nützliche Informationen erhalten, die es Ihnen ermöglichen, sowohl in der schulmedizinischen Untersuchung Ihren eigenen Weg zu finden als auch selbst Hand anzulegen und sich von den Beschwerden durch Myome und – mit etwas Konsequenz und Glück – auch gegen die Myome selbst zur Wehr zu setzen. Sie können nun selbst entscheiden, ob Sie Ihre Myome operativ entfernen lassen oder vorerst mithilfe verschiedener Änderungen Ihrer Lebensart eine Verbesserung herbeiführen.

Sofern Sie kurz vor der Menopause stehen, wird Ihnen Ihr Arzt/Ihre Ärztin vielleicht anraten, einfach abzuwarten, bis diese vorbei ist. Sie brauchen allerdings nun nicht mehr untätig herumzusitzen und die Schmerzen, die Übelkeit oder andere Symptome zu erdulden, sondern Sie können mithilfe eines neuen Ernährungsplanes und einer mäßigen Bewegung einen guten, gesunden und genussvollen Lebensstil pflegen. Aber auch für Schwäne und für diejenigen unter Ihnen, die es noch werden wollen, bieten die getätigten Ratschläge eine wundervolle Möglichkeit, den Myomen erhobenen Hauptes entgegenzutreten und nun einen Risikofaktor mehr auszuschließen. Somit bleibt mir nur noch, Ihnen ein Buch sehr ans Herz zu legen, das Sie als weiterführende Literatur ansehen können: „Die Wahrheit über den Epstein-Barr-Virus" im Bundle mit „Super Selleriesaft!" (ISBN-10: 3751937935; ISBN-13: 978-3751937931). Diese beiden Werke in einem Bundle ergänzen sowohl Ihr Wissen um den gefährlichen Virus als auch Ihre Kenntnisse zum Thema Leber-Detox, denn Selleriesaft ist ein kleines Wundermittel, wenn es um die Entschlackung und Entgiftung des Körpers geht.

Nun wünsche ich Ihnen viel Erfolg bei der Heilung und eine wunderbare, gesunde Zeit.

Quellen und Literaturangaben

→ Akupressurpunkte-Liste: Akupressur-Punkte gegen Menstruations-Beschwerden

→ Aniahimsa: Hormonelles Gleichgewicht: Diese sieben Lebensmittel steigern dein Östrogen

→ Dettmar, S./Kirchhoff, T.: „Radiologische Verfahren. Für jeden das richtige Bild"; in: Allgemeinarzt-Online, Original in: Der Allgemeinarzt, 2013; 35 (15), S. 14–18

→ Deutscher Verband für Hypnose e. V.: Selbsthypnose-Anleitung

→ Deutsches Krebsforschungszentrum: Umweltgifte – Schadstoffe in Lebensmitteln, Haushalt, Arbeit und Umwelt

→ Eisenbeiß, Iris: Myome: Was tun, wenn die Gebärmutter aus der Balance ist?

→ FITBOOK: Achtsamkeit. 10 Minuten beruhigendes Luna Yoga

→ Frauenärzte im Netz: Myome: Therapie/Behandlung

→ Frauenarzt Dr. Peter Frühmann: Menstruation

→ FUS-Center Dachau: Fokussierter Ultraschall

→ FUS-Center Dachau: Hormonbehandlung

→ FUS-Center Dachau: Hysterektomie

→ FUS-Center Dachau: MRgFUS – Fragen und Antworten

→ FUS-Center Dachau: Myomembolisation

→ FUS-Center Dachau: Myomenukleation

→ Gerhard, Prof. Dr. Ingrid: Wie Sie Myome vermeiden oder selbst heilen können

→ Graf, A.: „Fallbericht: Zwillingsgeburt bei einer Hysterektomie-

Kandidatin nach präoperativer Ulipristalacetat-5-mg-Therapie"; in: Journal für Gynäkologische Endokrinologie 2014; 8 (3), S. 35–36

→ Gutmann, K´Juliane: Leber einfach entgiften: Diese Kur hat einen genialen Nebeneffekt

→ Hofman, H./Geist, C.: Geburtshilfe und Frauenheilkunde. Lehrbuch für Gesundheitsberufe, Berlin/New York 1999.

→ Hollstein, Patrick: „Neue Technologien zu selten eingesetzt"; in: Pharmazeutische Zeitung, 48/2003

→ Huber, J. C.: Zukunft der Frauenheilkunde: Und was bleibt, ist das Myom; in: Speculum – Zeitschrift für Gynäkologie und Geburtshilfe 2020; 38 (1), (Ausgabe für Österreich), S. 7–11.

→ Internisten im Netz: Funktion der Leber

→ Kolberg, Dr. med. Hans Christian: Die Myome der Gebärmutter

→ Kröger, Aline: Leberreinigung und Gallenreinigung: Entgifte deine Leber und Galle, bevor es zu spät ist!, München 2019.

→ Mohme, Dr. Wiebke: Ayurveda-Therapie bei Myomen und Zysten

→ Mutch, D./Biest, S.: „Myome des Uterus"; in: MSD Manual. Ausgabe für medizinische Fachkreise

→ Pitzer, Annette: Leberdetox

→ Rauchberger, Stefanie: Chrom

→ Rehn, A./Hess, T.: „Das gestielte Myom – Zwei besondere Differenzialdiagnosen"; in: Journal für Fertilität und Reproduktion, 2004; 14 (1), S. 20–24, Onlineausgabe: https://www.kup.at/kup/pdf/4115.pdf.

→ Rias-Bucher, Dr. B./Gerhard Prof. Dr. I.: Myome selbst heilen: Richtig ernähren – die natürliche Alternative zu Pillen und OPs, Zwickau 2018.

→ Rittmeyer, Ingo: So befreite ich mich von Fuß- und Nagelpilz, Darm- und Genital-Mykosen, Warzen, Waldeck-Dehringhausen 2018.

→ Säure-Basen-Ratgeber: Basen Ernährung. Allgemeine Information & Tipps

→ Säure-Basen-Ratgeber: Der Säure-Basen-Haushalt. Einfach erklärt

→ Säure-Basen-Ratgeber: Eine Übersäuerung erkennen

→ Säure-Basen-Ratgeber: Komplexe Messverfahren

→ Simhofer, Dr. Doris: Gebärmuttermyom, https://www.minimed.at/medizinische-themen/frauengesundheit/uterusmyom/, zuletzt besucht am 14.06.2020.

→ Vademecum: Schafgarben-Leberwickel

→ Vieten, M.: „Fallbeispiel – Uterus myomatosus. Der Uterus voller gutartiger Tumore ist ...“; in: Fallbuch Pflege. Krankheiten verstehen 3, 2007

→ St. Martinus: Alpine Water – Das basische Wasser

→ Stiftung Gesundheitswesen: Welche Nährstoffe braucht der Körper?

→ Stuck, Dr. med. D./Billker M./Tsolodimos, C.: Wirksame Hilfe bei Myomen, Stuttgart 2000.

→ Südostschweiz: Studie: neue Liste der gefährlichsten Umweltgifte

→ Verbraucherzentrale: Gefahren für die Gesundheit durch Plastik

→ Wildermuth, Volker: „Welche Dosis macht das Gift?“

→ William, Anthony: Medical Medium Blog. True Cause of Fibroids, https://www.medicalmedium.com/blog/true-cause-of-fibroids

→ Zizenbacher, Dr. med. univ. Petra: Tipps und Tricks zur Steigerung der Vitalität